あの世へ逝く力

小林玖仁男

幻冬舎文庫

はじめに

ある日病が発見され、突然、余命宣告を受けました。

通っていた糖尿病クリニックでのレントゲン検査で、「肺が黒い」と言われて、大学病院を紹介され、ここで「間質性肺炎」と診断されたのです。

肺壁が壊れていき、呼吸をするのが困難になっていく病。助かる見込みのない進行性の難病。早ければ二年半ほどで死に至ると知りました。

混乱の中、私はペンを執って、心の動揺をそのまま書き取り始めました。メモをとったり書いたりするのは得意ですから。手を動かしていれば気が紛れる……。何よりも、そうしなければ精神のバランスを保てなかったからです。

最初に聞かされた医師の話や、それに対して自分がどうショックを受けたかということも、思い出せる限り書き出しました。その後も、叫び出したくなる気持ちを抑えるように、不安と葛藤の経緯を必死で書き続けました。「死の恐怖を、どう乗り越えるか」と我が身に問いながら。

「終活」ブームだといわれます。自分の葬儀のこと、お墓の用意、身のまわり品の整理、相続税対策……その他もろもろ。生きているうちに思案し準備しておくのは大事なことです。しかし、死の宣告を受けた私は、そんな実利的なことより、死ぬということに対する覚悟をつくるほうが先決でした。それがないことには他のことなど手にもつきませんでした。

死への立ち向かい方を聞こうにも、死んだ人は誰も帰ってきてはくれませんから、当然ながら聞くことができません。「来たるべき死への心の準備」はどうすれば良いのか。〝遺言の書き方〟や〝墓石購入のポイント〟などを取り上げている終活本は多く見かけるのに、《死の恐怖ジタバタ解消ノウハウブック》のような本は見当たらない。ニーズはないということだろうか？

やはり死は、「積極的に語るのは不謹慎」とタブー視されて、そっと触らずにしておくべきものであるらしい。死の準備教育というものが、我が国ではまったく欠落していることにも思い至りました。

手がかりもない真っ暗闇に放り込まれ、頭の中は大混乱。はじめのうちは本当に苦しくて辛くてジタバタしました。押し寄せる初めての不安や恐怖の整理がつかず、渦を巻き漂流するクシャクシャの異物を脳みそから取り出し、いったん広げて、読み解いて、自分はどう苦しい、どうしたいと、自問自答したパニックの時間でした。

あがきながら、手当たりしだいに死とは何かを探し、悩み、友達に話し、専門家を訪ね歩き、破裂しそうな心境を書き留め続けて、ようやく十日ほどが経った頃、死ぬということの大筋が分かり、併せて死への覚悟もできました。

時計の針が、未来ではなく終わりを刻み始めて確実に分かったことがあります。

「漠然」と流れていた日々の時間が、突如、「凝縮」した時間へと転換したのです。

限られた時間をどう有意義に過ごすかを真剣に考え、自分の人生を満足するものにどう仕上げるか、そのことにのみ神経が集中していきました。

これだけはやっておきたいこと、何が何でも叶えたいこと、どうしても欲しい物、最後に行きたい場所……。

時間が無い、失敗できない、という緊張感の中で、優先課題がはっきり見えてきます。

死に方を考えるとは、生き方を考えることでもあります。

死を直視することで、生きる時間がこんなにも研ぎ澄まされ充実するのだと知らされました。

死は誰にも訪れるもの。それは仕方のないことです。しかし、人は、「どう生きるか」は考えますが、「死にゆくことと死」については遠ざけてきました。そしてほとんどの人が準備不足のまま「死にゆく時間」に突入してしまう……。

もしも、まだ死が遠いうちに死の覚悟をつくれれば、生きている時間がより充実し、後悔のない人生を送れるのでは、と、私は自分の経験を踏まえてそう思うのです。

私は一足先に逝きますが、死の宣告以来書き綴っていた、自分の心の対話や葛藤や本音を洗いざらいまとめて、あとに続く人々のために遺します。いわば〝死の前に整えたい気持ちの準備書〟です。

せっかく初めての経験で見えてきたことを、タブーにして口をつぐんで埋葬してしまうのは「もったいない」。死をどう迎えたらいいのか迷う人たちのために、〝当事者〟の境地と行動を詳細に記したものがあれば、きっと役に立つのではと思いました。私が死の覚悟をつくりあげていった過程や、死ぬこと(生きること)について思うところも綴られています。

時間が迫っている中で、満足するゴールを迎えるには、一刻の猶予もありません。ありったけの知恵と工夫や、効率性と確実性を最大限に高める〝技術〟が必要です。そのためのヒントを、私が遺す記録からぜひたくさん得ていただければと思います。

決して重く沈まずに、明るく、前向きに。

ただ一度の人生は、死から目をそらさない「逝く力」を備えて初めて、「生きる力」が煌《きら》めきます。

本書が、悔いのない一生をまっとうするための道先案内になれば嬉しい限りです。

小林玖仁男

あの世へ逝く力　目次

第2章

最後の日々を整える

第3章 死は怖いことではない

第4章 逝くための準備

装幀／小松学（ZUGA）
DTP／美創
編集協力／西端洋子

第1章

「命の終わり」と向き合う十一日間

生まれるのも死ぬのも、自分では抗えない

「予後」という医学用語があります。「病気で予定されるその後」。予後がない、もしくは予後が悪いとは、治る見込みがないという意味です。つまり死の宣告。そういう病に陥っていると知って、気持ちが動転し恐怖におののきました。

気持ちの整理をつけるのには、ある程度の時間が必要だろうということだけは分かるのですが、それどころではありません。

心が突然溺れ、早く岸辺に泳ぎつかないと溺死しそうな恐怖の中にいました。

経験したことのない葛藤や、叫びたいような絶望が押し寄せてきました。

これがパニック障害なのか。

生まれて初めての、言いようのない不安や恐怖が、どんどん大きくなるのが分かりました。

しかしながら、大自然の掟とは、生と死が繰り返されるものです。

そして同じ生き物でも寿命は個々に異なります。生の時間がどういう長さになるかは、運としかいえない部分があまりにも多いといえます。

生まれるのも、生きるのも、病気になるのも、死ぬのも、自分で抗えないすべては大宇宙の摂理。これは仕方がないこと。そう思うように努めました。

とはいえ、人間とは面白いものです。

何とか慌てずに冷静になろうとあがくのです。

そのために懸命に考えて、何とかこの死に正当性をこしらえようとします。死が確定してもなお、自分を優位に保とうとしている心に気づいて呆然としました。

死に方にもいろいろあります。

・健康で長生きして大往生する人。
・事故や災害、心臓や脳の病で、突然亡くなる人。
・寝たきりになり、いつ死がやってくるのか分からず待ち続ける人。
・ある日突然、病気が発見され、余命宣告を受ける人。

誰一人自分の死に方のチョイスはできません。

私は昔から「死ぬのならガンがいい」と思っていました。余命が前もって分かり、死への準備がきちんとできて、ホスピスも充実している。ガンは今やさほど苦しまずに逝けるようです。

そうしたらそのガンに近い病気になりました。「これは死の選択肢としては悪くはないかもしれない」。無理やりに自分の気持ちを抑え込もうとしました。

しかも「予後」がないのです。ガンならば、当人も、家族も、医者も、生きるためにがんばるし、手術もするでしょう。けれど私の場合は、「闘病」という生きるための闘いは放棄を余儀なくされます。

それならば「いっそ、〝必ず散る〟と分かっていたほうがいいのではないのか」。そういう思いで、自分の恐怖を必死に打ち消そうとしました。

「必死」とは言ってはいけません、「必ず死ぬ」と書くからです、なんていう冗談を、若い頃、友達同士で言っていたことがありましたが、この期に及んでは「必死」です。

とにかく、この「死の恐怖」を、何とかして早く「死の覚悟」に変えなければ。

そのためのもがき苦しみが最初の試練になりました。

まずは何としても
死の「恐怖」を「覚悟」に変える。
どんな悩みも困難も
時間が解決してくれる。

一日目——破裂しそうな思いを言葉にする

気を強く持とうとはするものの、死ぬのだと思うと、もはや何もやりたくないという捨て鉢な気持ちを追い払うことができません。

「命あってのモノダネ」です。命があるときに、人は死んだ気になってやろうと思うのです。「何事もあきらめない」を信条に生きてきましたが、すべては「明日、未来、希望」があってのモノダネ。未来のすべては一瞬にして吹き飛びました。

「とにかく落ち着け」。事態を受け止めるためには冷静に考えてみないと……

と、気が置けない友人に会いに行き、この事実をまず言葉にしてみました。思っていることをまとめ、冷静に言葉にして、もう一度自分の耳で聞く。そうすると客観的な事実として整理できます。

話している途中で、「本当は呼吸困難で苦しむ前に安楽死しちゃいたいんだけど、やっぱり自殺はまずいよね」と言ったら、「助からないって分かっているから、仕方ないって思ってもらえるんじゃないの」と友人。今の恐怖を素直に言葉にして吐いた、そんな時間がいくらかの救いになりました。

「あすよりは後のよすがはいざ知らず　けふの一日は酔いにけらしも」（良寛）

友人と盃を交わしながら、お酒が飲めて良かったと思いました。

「死んじゃうんだ！」とアチコチに叫びたいような衝動もあったのでしたが、

私には小さいながらも会社があります。社員も動揺するし、銀行が貸し剥がしをするかもしれない。身内や会社の右腕には真っ先に伝えても、それ以外は、仕事と遠い所で話すべき。だから、仕事に関係ない親友に話したのでした。

落ち着いてこの現実を伝えようとすると、自分の腹も据わっていきます。「九死に一生を得る」ことが人にはあるし、「死ぬより辛い苦しみ」を経験することもある。「死ぬ思いなんていうのは、誰にでも一度くらいはある話だから、落ち着いて」などと、話している自分がいました。「何か救いの糸口が見つかるかもしれないし」などと、根拠のないことを口走ったりもして。

そのうち、考えたり苦しんだりすることにも疲れ果て、今はただ酒に溺れてしまえ……と、酒を味わうことだけに没頭して、やがて酔いつぶれてしまいました。

けれど、そんな夜を過ごしても、心の動揺はいっこうにおさまりませんでした。何もしたくない。努力もしたくない。

しかし、だからといって、いつまでも混乱していても仕方がありません。

どう死を覚悟し、どう死と向き合い、どう逝くべきか——。

その答えは、勇気を振り絞って自分で見つけ出すしかないのです。

どう逝くべきかは、
自分にしか答えを出せない。
自分の内の不安を
言葉で曝《さら》け出す。

二日目――「やっておいて良かった」を大切にする

私の職業は飲食店経営。国の登録有形文化財「二木屋」という料理屋を経営しています。この店は、古い家屋内で日本の歳時の室礼《しつらい》を見せ、「和食を取り巻く複合的な文化」を発信。「和食・世界遺産」の世界観を広げている店です。その日本固有の「室礼の飾り文化」で三冊の本を書いています。私は室礼の専門家でもあります。他の著書も含め、すでに五冊出版しました。

死ぬことになって、そういうものを書いておいて良かったと感じました。「それなりに自分という人間が生きた証は遺した」という安堵感。

死に向かうとき、こういう「人生の見直しと再評価」の気持ちが必要だと、当事者になってみて気づきました。大成せずに散っていくのはまことに残念ですが、平均寿命より二十年近くも早くに「お迎え」が来たのだから仕方ありません。

遺すものは「子供を育てた」「家族旅行に行った」でも充分。誰でも〝生きた証〟や〝最後の思い出〟があったほうが、満足して逝けるのではないかと思いました。

黒澤明監督の映画『生きる』で、ガンに冒された志村喬演じる市民課長が最後に公園をつくったように、人は最後の最後に自分が納得した成果物がきっと欲しくなります。

「世に生を得るは、事を成すにあり」

「死」と「志」を意識した坂本龍馬の有名な言葉です。この世に生きて、自分は何か事を成しているのか、成したのかを考える。言い換えれば、自分の人生を振り返ったときに、「やっておいて良かった」という気持ちが持てるかどうかということ。それを意識して人生の句読点で何かをする。何かをまとめておく。人は皆、元気で生活しているうちに、このことも考えておくべきだと改めて思うのです。

人は最後に、
自分の成果物が欲しくなる。
大きい、小さいではなく、
納得できるものを探す。

三日目――死への旅の「行程表」を手に入れる

「死は怖い」と抽象的には思っていても、誰もがこの問題を避けています。

もちろん死ぬまで死の経験はできません。経験した人は残らず逝ってしまうので誰も教えてくれません。だから「死」は、未知の恐怖や不安がずっと大問題なままです。

日本は死をタブー視して「死への準備教育」をいっさい放棄してきましたから、みんなが経験する死を、それぞれが、いちいち手探りで克服しなければなりません。

本当は、早くから死を考える機会を持ち、死について知れば、ずっと受け止めやすくなるはずですが、そういう「準備教育」がまったくもって日本にはありません。

作家の曽野綾子さんは、「義務教育で『死』を説かないのは日本の大人や教育者の怠慢だ」と主張されていますが、私もまったく同感です。死の宣告を受け、面前に具体的な死が押し寄せても、私には死の知識が何もないことを思い知りました。

私はまず死の知識を持つことが先決と、あれこれ情報を探しました。

すると、一九六九年に出版され、今でも末期医療のバイブルになっている本を見つけました。

『死ぬ瞬間―死とその過程について』スイス生まれの医師、エリザベス・キューブラー・ロス著、読売新聞社発行。

この本では、死を克服する段階が大きく分けて五つあると整理されています。

・第一段階「否認」

大きな衝撃を受け、「うそだ」、自分が死ぬはずはないと否認する段階。誤診だと思ったり、カルテを間違えたのだと思う。「仮にそうだとしても、特効薬が発明されて自分は助かるのではないか」といった部分的否認の形も取る。

・第二段階「怒り」

なぜ自分がこんな目に遭うか、死ななければならないかという怒りを周囲に向ける段階。

・第三段階「取り引き」

延命への取り引き。「悪いところはすべて改めるので何とか命を助けてほしい」。「あと少し生かしてくれればどんなことでもする」。「どんなに金がかかってもいいから助けて」など取り引きを試みる段階。神（絶対的なもの）にすがろうとするのも一つの取り引き。

・第四段階「抑うつ」

取り引きが無駄と認識し、運命に対し無力さを感じ、失望し、抑うつに襲われ、何もできなくなる段階。すべてに絶望を感じ、「部分的悲嘆」のプロセスへと移行する。

・第五段階「受容」

死を受容する最終段階へ入っていく。

最終的に死ぬことを受け入れるが、同時に一縷《いちる》の希望は捨てきれない場合もある。受容段階の後半にはすべてを悟った解脱の境地が現れる。希望ともきっぱりと別れを告げ、安らかに死を受け入れる。

この五段階に、ドイツのアルフォンス・デーケン神父は、第六段階としてこう付け加えています。（『死とどう向き合うか』／ＮＨＫ出版）

・第六段階「期待と希望」

死後の世界を信じる人が、受容の段階の後に、永遠の未来を積極的に待ち望む。この世は仮の世であり、あの世では先に逝った人と再会できるという希望を持つ。そして、待っていれば最愛の人もやがては来るという考え方。

私は、この「死への基本的なプロセス」を早めに手に入れられて幸運でした。とにかく誰も死んだことはなく、死への過程も分からない。突然始まった「死への旅」。この行程表くらいは欲しいのです。

心をコントロールできるかどうかも知識しだい。死の何が怖いかといったら、死が未知だから怖いのですから。

漠として見えなかったものから、死が微かにかたちあるものに変化してきて、不安と恐怖が少しおさまったように思えました。

死は誰もが通る道だから、
元気なうちに行程を知っておく。

四日目——〝ジタバタする〟〝泣き喚く〟を我慢しない

ある日突然、「死の宣告」という生まれて初めての激しいゲリラ豪雨にあいました。そして心で排水処理ができず溢れ出そうとしています。

重い鋳鉄製のマンホールの蓋が、この濁流の勢いで今にも吹き飛びそうになっているのに、そのマンホールの蓋にさらに重しを重ねて、「ごまかそうとしていないか、自分?」。

ふと、そう気づきました。

「どこかで無理していないか、死の覚悟を急いでつくろうとしていないか」

「そんなに強引に急いで、大丈夫か」と、自分に問いかけました。

親戚の葬儀でこういうことがありました。

姉の夫の兄が死んだときの、その家の長男の話です。

故人は、五百人程度の会社の社長で、五十五歳でガンで逝きました。

このとき、長男は気丈にがんばり、自分がしっかりしないといけないと悲しみを我慢していたのでした。

そしてお通夜の当日、ズラッと並んだ弔問客を迎えているとき、こらえきれずに泣き崩れてしまったのです。それは慟哭《どうこく》といえるものでした。

弔問客がこんなにたくさん来てくれ、父親の早すぎる死を心から悲しんでくれる様子を見て、驚きと悲しみと感激が、一気に堰《せき》を切って溢れ出したのです。

「まったく、適当なところで手を打って泣いておけばいいのに。ずっと我慢していたもんだから、いちばん大事なときに泣き崩れちゃって、だらしがないわよね、ウチの子」

と母親が言っていたのを見て、「母は強し」「妻は強し」と思いました。その母親もそれから九年後にはガンで逝ってしまいましたが。

私も死をきちんと受け止めて、ジタバタして、泣き喚いておかないとまずいのではないか。どこかで悲しみや苦しさも抜いておいたほうがいいかもしれない。マンホールの蓋でごまかしている心の濁流を抑えるのは、もはや限界でした。

素直に泣いていい。
無駄な抵抗をしてもいい。
みっともなくても、
自分の感情はさらけ出す。

五日目——頼れるもののリストを作成する

「人生とは、『宿命』と『偶然』と『選択』でできている」

こう言ったのは、米国・コロンビア大学ビジネススクール教授のシーナ・アイエンガー。盲目のインド系女性で、長年「選択」をテーマに研究し、さまざまな場面でのユニークな実験や調査結果を基にした鋭い洞察で知られていますが、私は、彼女と彼女の論説のファンです。

「宿命とは変えられないもの。

しかしここにさまざまな偶然の出会いがあり、そこから何かを選んで自分の人生を切り拓いている。

だから、『選択』という鍵をいかに上手に使うかが大事」

そう説く彼女の講義がNHKで五回シリーズで放映され、著書『選択の科学』（櫻井祐子訳／文藝春秋）が、世界中で翻訳されている話題の学者です。

私が「間質性肺炎」になったのは変えられない現実（宿命）だとするのなら、その後出会ったさまざまな偶然の中から、選択をして残りの人生を切り拓く。

その起死回生の努力をどう選んですべきなのか？

死の宣告から五日目で、私は心に決めました。

進んで自ら動いて、「さまざまな〈取り引き〉をしてみよう」と。

「藁にもすがってみよう」

「泣き叫び、あがいてみよう」

マンホールの蓋を、濁流の勢いのままに吹き飛ばそうと決めました。

・最初に決めたのは、「専門家」にすがること。

ライフコーチ（心のケアをする人）に会って、話を聞いてもらおう。

・次に「神頼み」。パワースポットに行く。神前で手も合わせたい。

・そしてやはり禁じ手の「占い」にも行きたい（いつも的を射た示唆をくれる占い師にアポイントを取りました）。

・さらに、セカンドオピニオン。別の医師の意見も聞いてみよう。

通俗的で、人間的で、あまり理性的ではない「あがき」をしようと決めたのです。

末期になったとき、体が苦しいのにまだ心が納得できず苦しいのは困ります。体が弱りきらないうちに、心の乱調はおさめておこうと決断したのでした。

八方に手を尽くし、
体が苦しくならないうちに
心の決着をつける。

六日目——パワースポットに行ってみる

夜は、どうしても酒場に足が向かいます。飲みに行ったスナックの女性と話をしていたら、出身は茨城県鹿嶋市だとのこと。

「鹿嶋は、鹿島神宮と、鹿島アントラーズ以外は何もないところですよ」

「鹿島神宮って大きかったよね。同じ県内にある笠間稲荷とどっちが大きいの?」

「笠間は神社、鹿島は神宮。格が全然違います」

翌朝、ネットで調べると、鹿島神宮は全国に約六百社ある鹿島神社の総本社で、創建から二六七六年（二〇一六年時）。日本の歴史とともに現在に至る古社中の古社だと分かりました。

そして、添えて書かれていた文にはこうありました。

「意を決した者が行くべきパワースポット」であり、困難に立ち向かうときに行くべき、と。

スナックでの会話から「鹿島神宮」への道が啓《ひら》きました。

不安の蓋を吹き飛ばすことにした今、「神頼み」から逆襲を始めると決め、さいたま市の自宅から車で向かいました。

約二時間後に到着。縄文時代からあるような原生林に囲まれ、霊的な古社「鹿島神宮」はひっそりと荘厳に佇んでいました。太古からの深い緑と神聖なる修行場は心を癒します。

死ぬ前に来たかった鹿島神宮は、死ぬために来たかった鹿島神宮になりました。

「神にすがる」「神前で祈る」という行為は、心が何とも落ち着きます。本当に来て良かった……。

すでに面談を依頼済みの女性ライフコーチに、「行ったらすっきりしました」と後日メールをしたら、「神社仏閣は、いわゆる陰陽師といわれる方々が計算とインスピレーションで選んだパワーの高い地に建てられたといいます。小林様がすっきり感じられたのは道理に適っているのでは？　ちなみに、京都御所や皇居は、そういう意味で力のある陰陽師が選んだ土地で、日本でいちばんパワーの高い地といわれています」という返信が。

さすがライフコーチ、迷える人を的確な言葉で支えてくれます。

参拝の際、賽銭箱の横には「鹿島の事触れおみくじ」がありました。その箱の中から、目に留まった一本を迷わずにスッと引きました。

開けたら「凶」でした。

（凶なんて入っているんだ。生まれて初めて引いた）

書かれていた言葉は、

「夕日の没れるが如し」

（暫く万事を休むべき時である。さすれば再び朝日の輝きを見る）と。

万事休す。その後の朝日の輝きとは、あの世のことか。来世のことか。何だかここいちばんで、ウソ偽りのない「凶」の目が出て、とてもすっきりしました。

死の宣告を受けても、予後がないと言われても、人は「もしかしたら」と一縷の望みを捨てきれません。だから苦しいのです。神前でその欲望をこそぎ落としてもらえたようで、気持ちが浄化された思いでした。

おみくじの裏面には、

「鳴神の音もはげしき雨の夜は　心有へき皆さだめかな」

とありました。

そこで私は心の中で歌を返しました。

「鳴神の定めだという悪戯《いたずら》に　引き裂かれ逝く我が命かな」と。

不条理なことは
神頼みをしてもいい。
できることは何でもやる。

七日目——自分の心のふるさとを訪れる

鹿島神宮のあと、一泊して香取神宮と、成田山・新勝寺にも詣でてきました。さいたま市の自宅に向けて車を走らせてすぐ、千葉県・九十九里海岸の白子町に寄って行きたい気持ちが込みあげてきました。

「よし、白子に行け！　きっとメンタル面でいいことがある！」

そこは私が幼少時の夏に過ごした土地。

白子には祖父の別荘があり、祖父の九人の子供と、二十五名という大人数の孫が、何世帯かずつ代わりばんこで避暑に出かけた懐かしい場所です。つまり

「我がふるさと」と言っていい特別な地です。

別荘にはガラス戸はなく雨戸だけ。開け放した家にはもちろんクーラーもなく、潮風が吹き込み、畳は砂だらけ。沢ガニが畳の上を歩いていました。ハエが大発生した夏、祖父がハエを一匹一円で買い上げてくれました。三十匹分でかき氷が食べられたのです。叔母が子供たち三人分の九十匹を獲ってくれた鮮やかな手さばきを覚えています。月が出ない曇りの夜、漆黒で何も見えない闇夜というのを初めて知りました。晴れた夜の天の川は、生のプラネタリウムというほどきれいでした。

……きりがないのでこの辺にしますが、大事な思い出が詰まった私の田舎。

自分の生涯を美しく完結させるシナリオをつくりたい今、幼児期の記憶を呼び覚まし、「起の点と、結の点を繋ぐと、何かが劇的にまとまるのではないか？」と思いました。

五十年以上の歳月が、景色のほとんどを変えてしまっていましたが、それでも名残りは微かに残っています。

本当は白子海岸に出て、波間でたわむれて貝でも拾って帰りたかったのだけれど、そういう情緒的なことをせずとも、戦略的に仕掛けて「死の覚悟」をこしらえる。そういう闘争的で、前のめりな気合いがありました。

死ぬことを外には隠して、現世の約束事を果たしながら、

いい人だったと思われる「徳」をできればもっと積みたい。

やり上げることはやり、時間が足りないものは修正し、

あきらめることは捨て、会社が続くような手当もしてから、

死の床に就かねばならない。

自分の原点がある場所に
行ってみて、
幼児期の名残りを感じとる。

八日目——占い師に運命をみてもらう

このような難病になったのは自分の運命なのだろうか。

それが知りたくて、信頼のおける親しい女性占い師を訪ねました。

関係が長持ちする占い師とは、次の三点がポイントかもしれません。

・ごく普通の感じでインチキ臭い演出がないこと。

・高額ではないこと（余計なものを買わせない）。

・そして納得できる（肯定できる＝当たる）ことを言う。

占いなんて非科学的と言われればそのとおりですが、先のことは誰も分からない。信じるも信じないも私の胸ひとつ。人生アドバイスの一コンテンツとして、占いという導かれ方があっていいのではと私は思っているのです。出た目の中から、多少なりとも生きるヒントのようなものが得られれば、という期待があります。

西洋占星学のホロスコープ（各個人の天体の配置図）と東洋の気学などから占う彼女は、私の星のカルテも持っているし、前もって今回の要件も伝えてあったので、すでに今の星回りも見てくれていました。だから私の問いへの返しも滞りのないものでした。

Q　私が死ぬのはいつ頃になるのでしょうか？

「星回りが悪いのは、二〇一七年。それを越えると二〇二〇年。いちばん良いのは二〇二一年です。『離宮』の目が出ていて良い死に方ができます。そこまでいけば六十代後半だから、もはや短命とはいえないでしょう。自分の気の持ちようで生きる長さも変わります」

Q それまでは、どんな生き方になりますか？

「いろいろな苦難を際どいところで乗り越える『試練込みの光』が出ています。そもそも小林さんは、リアリティーの世界よりも、精神性の悟りの世界の人ですから。死を強く意識したことで生まれる真実が、人のために役立ちます」

二時間の面談のうち、双方の近況話をしていた時間のほうが長かったような、懐かしく柔らかい時間でした。「気持ちと、運気と、医療と、努力が整えば、より長く生きられますよ」という言葉も彼女から聞きました。

総合的になされた見立ては、おおよそこのようなことでした。

「小林さんは、十二年で一周するホロスコープが五周回り、六周目に入った所で病気が発見されました。

つまり、『今までと違う人生の始まり』に立ったわけです。病気のことを聞く前の人生と、聞いたあとの人生は確実に変わります。どう有意義に余命を過ごそうか真剣に考えますからね。

いつかは誰でも死ぬのですが、死の時期を聞いたからには残りの時間が濃くまとまります。だからこのほうが良い人生だということもあります。

女性が乳ガンの宣告を受けて、その後の人生が有意義で素晴らしくなる、こういうこともあるんですよね」

〝思いどおりにいかないから人生は面白い。大変なことがあれば自分が大きく

変われる〟ということか。だからといって命を賭してまで……とは思いました
が、こうなったからには腹を括ればいい、ということなのでしょう。
「何でも思い切ってやってみろよ。
どっちに転んだって、人間、野辺の石ころといっしょ。
最後は骨となって一生を終えるのだから。
だから思い切ってやってみろよ」
いつだったか本を読んで知った坂本龍馬の言葉が頭の中に浮かんできて、私
を後押しします。

死の時期を知ると、
人生はより有意義で濃くなる。

九日目——自分の意思を託す人を見つける

余命宣告を受ける以前に申し込んでおいた講演会に行ってきました。

私のもう一つの仕事は「雛人形研究家」。広義にいうと「郷土玩具研究家」です。

川口市の施設で、「郷土玩具を楽しむ」という講演会があると聞き、申し込んでおいたのでした。講演会の講師は、本業がイラストレーターの、郷土玩具コレクターで研究家。私と同じ志の方です。

廃絶の危機にありながらも、細々と続いている郷土玩具の世界。江戸時代から続く文化遺産を守り、未来に繫げるためには、吸引力のあるリーダーが必要です。この日、そういう若きホープと出会えたのでした。

この青年は三十代前半と若く、熱心で、全国の高齢の郷土玩具作家たちに可愛がられているようでした。郷土玩具は中高年の支持者が守ってきた世界。こういう若い方がいて、講演会をやるほどの第一人者になっているのがとても嬉しい。私の郷土玩具のやりかけの仕事やコレクションはこういう人に委ねれば良い。残念ですが、やりかけのことは誰かにあとを託さなければならないのです。

あの世には何も持っていけません。得たものはすべて置いていきます。

自分の会社は従業員に託すことになりますが、もっと広義なさまざまな文化事業は、それぞれの専門家に託すほうが良い。コレクションは価値の分かる人に差し上げれば良い。しかし、その人もまた数十年後にはいないから、また誰かに託すことになるわけです。

もろもろの死の準備の中には、「託す・あげる」という項目があります。

そういうことの選定作業に自分が入ったことを実感できたのが、この講演会での収穫でした。

人が死んだあとに残るものは、
集めたものではなく、
与えたもの。

十日目——今まで行ったことのない場所に救いを求める

私のマンションのトイレで小用を足すたびに、隣の教会の屋根の上の十字架が窓からすぐ見えます。

不謹慎な話ですが、地理的な問題なので仕方ありません。

隣だから毎日その建物の前を通っているのですが、別段気にも留めずにいたところ、郷土玩具の講演会からの帰り、ふと入口の案内板に目が留まりました。

そこには、次のような呼びかけが。

「すべての疲れた人、重荷を負っている人は、わたしのところに来なさい。わたしがあなた方を休ませてあげます。イエス・キリスト」

なんと、私が今必要な助けをお隣さんがしてくれると言っていたのです。

死とは「前人未到の道」ではなく「全員未到の道」であり、到達した人は帰って来ないので、どうやって到達するかが分からない道。どのように腹を据えて、死を覚悟し、死と向き合うか。逝った人が戻ってきて教えてくれないので、自分なりに考えながら、私はこの一発勝負の「未到の道」を切り拓こうとしています。そのためにも一度ぜひ隣人である教会に行ってみなくては——。

小用を足しながら眺めていた十字架。近くにあった遠い世界。

それが突如面前に現れて、まるで『モーゼの十戒』か『珍島物語』か、自分の目の前の海がパカッと割れていくかのようです。

翌日はちょうど日曜日だったので、さっそく朝の礼拝に出かけました。

お隣でありながら一歩も足を踏み入れたことのなかったその教会内に入ってみると、スケール的にはそうとう大きな建物で、ステンドグラスをふんだんに使った現代建築は、建築雑誌に登場しそうなカッコ良さ。本堂に入ると高さ十メートルはあるステンドグラスの十字架に圧倒され、パイプオルガンからは荘厳な音楽が流れていました。

聖堂で二百五十人くらいの人といっしょに静かに聞いた牧師さんの話は、「祈る」という神との対話は、自分との対話が基軸にあってのことだというような内容でした。

この説教の前後に六曲の賛美歌をみんなで歌い、さまざまな方の詩の朗読があり、九〇分の礼拝はあっという間に、心地よく終わりました。

率直な感想を言うと、カルチャースクールに初めて参加したのと同じで、まだ何も知らない状態だから良く分からない感じ。物珍しさばかりがあって、その先に進むとかの考えも起きませんでした。

ただ、波打っていた胸の中が一時的にでも穏やかになったのは確かでした。

久しぶりにゆったりと呼吸ができたような気がしました。

「祈る」ということは、
自分との対話。
ゆったり呼吸をして、
気持ちを鎮める。

十一日目――ライフコーチに会ってみる

空白の時間は、不安と恐怖につながります。

とにかく、「死の覚悟」を固めるまでは、仕事の時間以外は、集中してみっちりスケジューリングすることだけは怠らないようにしました。予定は、行き当たりばったりのものもあれば、前もってアポを取るものもあります。

死ぬのは楽しみではありませんが、不思議なことに、こうした死への準備を楽しみにしている自分もいます。

なかでも、ライフコーチに本格的なカウンセリングを受ける日は、ワクワク感と、どんな示唆があるかという期待感がありました。

ライフコーチとは、コミュニケーションを重ねながら心のケアをしてくれる人。

「溺れて藁をも掴むような人とばかり会って、気が滅入りませんか？」。こう伺ったら、

「そうならないコツがあります。手を差し伸べるとこっちも引きずり込まれちゃうから、棒を差し伸べるとかネ」と、その女性コーチはおっしゃるのでした。

プロの的確な言葉は小気味よく、迷いをスッと整理してくれるようでした。

「心の中のことを『書く作業』をすると、読み直して『読む作業』もするでしょ。そしてそれを人に『話す作業』もする。話せばまた自分の耳で聞いて、

再インプットする『聞く作業』にもなる。『書く』『読む』『話す』『聞く』。この連続で、脳が新しいことに気づけるから、小林さんがやっている『書く』ということは大変いいことで、これが重要なんです」とコーチ。

人は、決心をしなければならない、考えをまとめなければならないときがあります。それはもちろん脳でするのですが、すべては言葉に置き換えないと自分で整理できないというわけなのです。

私も以前から、何か抽象的に引っかかった悩みがあるときなどは、とにかくほぐして言葉で整然と並べ直すようにしていたのですが、そうすると答えが見えてきました。

また、コーチからはこうも言われました。

「小林さんは、我慢強くて大人ですよね。そういう人は心でだいたいのことは抑えてしまいます。水位はどんどん上がって、足の下ではなく腰まで来ているかもしれない。こういうことをどこかで溢れさせて欲しいんです。そういう毒素を出すと、精神がピュアなかたちに変わっていきますから、このまま我慢しないほうがいいんです」

話はあちこちに飛びながらも、コーチは私のどんなことでも受け止め、包んで返してくれます。とても快適。さすが専門家です。

帰りがけ、コーチはこんなアドバイスもくれました。

「いつも笑顔でいましょう。笑うことは体に効きますよ」と。

人は言葉にしないと
何も整理できない。
心の中を書き出せば、
新しいことに気づける。

恐怖を取り去る〝火事場の馬鹿力〟

余命宣告を受けてからほぼ十日間。

家族や親しい友人にカミングアウトし、神社仏閣に行き、ライフコーチにも会いました。

この間、懐かしいふるさと・九十九里海岸の白子まで車を走らせ、占い師を訪ねて揺れる心の道しるべを仰ぎ、隣の教会の礼拝にも参加し、心の焦りのままに、自分の気持ちのままに右往左往しました。

「死の恐怖を取り去り、覚悟をつけるための時間」とでも言うべき怒涛の約十日。恐いくらい、いや気持ちいいくらい効率的に動いたら、もはや死ぬことの恐怖は薄らいでいました。

偶然ながらも、まるで〝死の覚悟づくりをサポートするプロ〟がつくったような〝十一日間プログラム〟だったと、我ながら思います。

ここいちばんでどう動くべきかを自分の脳が必死に考えた結果でした。眠っていた自分の潜在意識の中のあらゆる英知を引きずり出し、まとめ、繋げて、自分を行動させました。

これは、言うならば〝火事場の馬鹿力〟です。

脳のメカニズムの解説本によると、人間の記憶は、一度、前頭葉にストックされますが九九パーセントは忘れるそうです。そして、覚えようとしたことや印象に残ったことなど、一パーセント程度が側頭葉に移り、それが潜在意識としてストックされているのだと。潜在意識とは、自らが選んで保管している情報のすべて。人はこの潜在意識から知恵を引き出し、考えを組み立て、大事なことを決めているのだといいます。

もしかしたら、この潜在意識に前世の記憶も眠っていて、崖っぷちのときには「お告げ」のように降りてきたりもするのではないだろうか？　経験していなかったことが閃《ひらめ》いたり、絶対知らない知識が夢の中で出てきたりするのは、そのせいなのかもしれないと思います。

いずれにしても、私は人生の危機に際し、潜在意識を最大限に活用して〝火事場の馬鹿力〟を全開で発揮。すると、恐怖感が薄らいできたのは何とも不思議でした。

すべてのことをやり尽くせば
覚悟ができる。
死の怖さもなんだか
遠のいていく。

第2章

最後の日々を整える

言葉のチカラが、心を救う

恐怖感が薄らいでくると、徐々に死の覚悟らしきものが見えてきました。それは友人たちをはじめとする多くの人の言葉に支えられた（ている）からでもあります。濁流に呑み込まれそうな私を引き上げてくれ、どうかすると叫び駆け出したくなるほどの際どい精神状態を、何とか押しとどめてくれました。

・「悪魔と取り引きしてでも生きることを考えてみて」友人。
・「父も間質性肺炎だったが苦しいのは最後の一週間。なら他の死も同じ」友人。

・「これからは、なるべく僕がそばにいて支えるようにします。それに小林さんからは、まだまだ吸収したいものがたくさんあるから、横で盗みたいんです」知人の息子さん。

・「神社仏閣は、当時の陰陽師が決めたパワースポット、行けば落ち着きます」ライフコーチ。

・「夕日の没れるが如し（万事休む時である）」鹿島神宮のおみくじ「凶」の言葉。

・「小林さんがどう死を達観しようが、僕はまだ認めないですから」大学の後輩。

・「大変なことがあると自分が大きく変われますよ」占い師。

・「ふるさとに行かれたことはとても良かったですよ」占い師。
・「小林さんは新しいステージに立った。死を覚悟したから、生を大切に生きられます」占い師。
・「気持ちと、運気と、医療と、努力が整えば、より長く生きられます」占い師。
・「求めなさい、そうすれば必ず与えられます」教会の牧師。
・「我慢せず泣き喚いたほうが楽になる。私が手を貸しますから」ライフコーチ。
・「笑えば必ず、病気は持ちこたえられます」ライフコーチ。
・「もう、ろくでもないことなんか、なぁ〜んも気にせんでよかと。たっぷりお金を用意して世界一周クルーズでも行ったらよかぁ。ところで死ぬにも金がかかるたい。あんた、大丈夫？」博多の知人女性。

こういう言葉の全部が私を勇気づけ、奮い立たせ、「死の覚悟づくり」を手助けしてくれたのでした。

難病を告知した医師が言ったのは、「この病気は、治療法も薬もありません」、これだけ。

私はその後、少し経ってからセカンドオピニオン外来に行き、そこから医師を替えることにしたのですが、あのままだったら、私はまだ悶々としていて、苦しみの中で迷走を続けていたに違いなく、死の覚悟もできないままに死の床についていたかもしれません。病院を替えても、残念ながら難病の病名は覆りませんでしたが、新しい主治医は私の目を見て「百分の一、二百分の一でも、治る可能性があるのならあきらめませんよ」と。この言葉が胸に響きました。
現在スイスでは安楽死が認められていますが、興味深いデータ報告がありま
す。
自殺幇助による安楽死を希望する場合、希望者の医療記録を徹底的に分析し、
生き続けていくのが困難だと判断された場合にのみ致死量の薬が処方されるそ
うです。しかしここからが驚くべきことなのですが、安楽死のための薬の処方
が可能と判断された患者でも、いざ安楽死可能と分かった時点で〝自殺願望〟
が弱まるというのです。
その割合が何と八割！　八割もの人々の自殺願望が急速に冷める。つまり、
「苦しみながら死を待つ。この生き地獄から抜け出すことが可能と分かれば、
この理不尽に社会が理解さえ示してくれれば、我慢もできる」と言っているの

です。

やはり、倫理観からも、宗教観から見ても、家族の手前も、「苦痛だから死ぬ」というのは、どこかでなじめないのかもしれません。だから、「この苦しみに、大いなる同情と、法的な権利さえ与えてくれればそれでいい。我慢もできる」と。

この気持ちを分かってさえくれれば——。そういうことなのではないのでしょうか。

心のよりどころになる
言葉を見つける。
人は言葉で
崖っぷちに踏みとどまれる。

モノは、断捨離へ向かう

何をやり、何を捨てるか。

ゴールが見えている者にとって「仕分け」は喫緊の重要課題です。

「仕分け」は、例の《死の五段階》でいえば、最終段階の「受容」（あきらめる）の中の作業。「あきらめる」という言葉には、そもそも「明らかにする」という意味もあり、辛い現実を明らかにし、積極的に受け入れようとする段階です。

余命のゴールに向かって仕切り直すと、これからは「断捨離」ということになりました。

「断行・捨行・離行」。断ち切って、捨てて、離れて、悠々自適になること。

モノへの執着から解放されて、身軽で快適な余生を手に入れることです。

じつは今まで私のいちばん苦手なことでしたが、ここいちばんでできないとなりません。

「もったいないから」と大事に持っていても、遺品のほとんどがゴミになってしまいます。

要らない物は断つ。使わない物は捨てるか、人にあげるか、バザーに出すか。

モノへの執着からはサッパリと離れる。こういう発想が必要です。

社会生活や人との関係と違って、物は捨てればそれで済みます。

私が住んでいる賃貸マンションは、私が〝最終入院〟をしたら解約することにしました。

その前に、物という物はみんなじゃんじゃん捨てて、人が欲しそうな物だけを残します。

形見分けも始めました。

ネクタイをバンバン差し上げていたら、かわいい後輩に時計も狙われたので進呈しました。

・あの世には何も持っていけません。

・こちらから差し上げないと、相手からくれとは言えません。

・もらってもらわないと、遺品はほとんどゴミになります。

これは何とも清々しい作業でした。ゴミを出すたび、人にあげるたび、生への未練も捨てられました。

そして、モノの次はコトを片します。

人生に、片を付ける。

大事なこと、完結したいことの優先順位を付けて、やりたいことを「片付け」ていくのです。

逝く人は景気が良いほうがいい。
差し上げる時間が大事な思い出。

人生の最後の時間は引き算で考える

「死んだ気になって！」と、人はよく言ったり、思ったりします。

しかし、この「死んだ気」の意味が、死ぬ身になって転換しました。

健康な人の「死んだ気になって」は、ガムシャラ、貪欲、足し算、掛け算、プラス発想。たとえ絶望の淵にいたとしても、死んじゃいたくても、死ぬ気になったら何でもできる……。みなぎるパワー全開のイメージです。

――私もこういうプラス軸を駆け抜けてきて、つい最近まで「死んだ気」とはそういうものだと思っていました。しかし、死ぬ人の「死んだ気になって」

の真実とは、冷静沈着、引き算、マイナス発想、ロスをしない、確実性を求める総決算発想。何と何を、何から始めて、確実に仕上げるかということなのです。

——今までは、力んでがんばることが「死んだ気になって」でしたが、これからは、ロスなく確実に、〝最小労力で最大効果〟をあげるということに変わりました。

・「失敗を恐れない」はウソである。「失敗は成功の母」だとしても、もう次がない。
・もはや一つしかできないと思ったほうが、確実に仕上がる。
・それに死ぬのは一回きりで、これからやり直しはきかない。

今までは、何でも無限にできると思うから、気持ちだけ先で、あと回しになることも多かったのですが、人生の集大成には（いや、せめて熟年になったら）、死ぬ側の「死んだ気になって」の発想で、確実にやり上げる気持ちで取り組むことも大切です。こういう気持ちで、未来の残された時間を計算しながら仕上げていくと、ミスやロスや無駄がなくなります。つまり効率が良くなります。今までにない新しい発見や、具現性のある答えも出ると思います。

死ぬ前のこの境地は〝買い〟です。死ぬ人が言うのだから間違いありません。

死の宣告で、心の水面に大きな石を投げ込まれ、波紋が広がって気持ちは一気に澱みましたが、人生でいちばん長かった（ように思えた）十一日間が経ってから、それはだんだんに鎮静化してきました。必死にやると、たいていのことは十日もあればケリがつくということでしょうか。自分の心の復元力に感心しました。

潜在意識の中から、死の覚悟をつくる最適解を選択して、確実に心の波紋を鎮めました。人生の価値観が一気に変わってしまった自分に、驚いています。

いろいろな夢や計画の多くは断捨離をして、「自分は何と何をやらなければならないのか？」「やりたいのか？」「できるのか？」を考えました。

・まず、「事業（店）。著述業。身内。社会奉仕」この四つの方面でやりたいことを二つずつに絞り、順番を決めていきました（もっとも私はバツイチの独り身なので、身内関連の事項は、はなからさほど多くはありませんが）。

・〝絶対に失敗しない〟ことを心がけて。失敗する時間はないのです。確実性をもっとも重要視しなければなりませんから、大きな夢は描きません。

・できるだけ高い成果はあげたいと思います。ただし、これからは「生きてきた証になるかどうか」が物差しです。

・「四方面×二つ」で願いは八本。その中で、さらに優先順序を決めました。

今までは、時間がいっぱいあって、なんでもアグレッシブで、根拠のない自信がみなぎっていて、絶対できるという気合いで、取り組んできました。無駄もありましたが、元気だったし、無駄は次のエネルギーにもなりました。しかしこれからは、日に日にそうはいかなくなります。時間も体力も精神力も限られていきます。ですから、もっとしたたかに、算盤《そろばん》ずくで考え、効率的に仕上げていかなければなりません。

仕事を「片付ける」ことは、「形付ける」「価値付ける」ことでありたいと思います。

時間がない、失敗できない、
選択肢が少ないのは、
優先課題が見えて
とても良いことだ。

今までとこれから、考え方大逆転

「僕には夢があり、希望がある」から、「僕は夢を捨て、希望を捨て、いかに死んでいくか」へと、ある日突然、転換した我が人生。

ひとたび、死ぬとなるといろいろな発見があります。

「人間というやつは、いま死ぬという土壇場にならないと、気のつかないことがいろいろある」とは、山本周五郎の言葉。

二十年も前の人ですが、賀原夏子（大正十年〜平成三年）という舞台を中心に活躍したインテリの女優がいました。七十歳で卵巣ガンで亡くなりましたが、

「初めて死ぬのに、この経験が役者として活かせないのが口惜しい」と話して、さらにはこそっと、「死ぬって初めてで、どういうことだか楽しみでしょうがないの。でも、それを言うと不謹慎だからね。黙っているのよ」。賀原夏子がこう言っていたことを、黒柳徹子が暴露したのを何故か強く覚えています。

死を話すことはタブーで、ましてや嬉しそうに言うなんて不謹慎。これが世の中の常識で、積極的で明るく死んでいく話はいっさい表に出てきません。しかし、死が全部の人に、暗くて重くて悲しくて辛いわけではなさそうです。「ありがとう」と言いながら、「悔いのない一生、楽しかったよ」と満足して笑って逝く人だっているはず。今まで当たり前のように考えられてきたことでも、「ん？」と思う〝死の矛盾〟がいろいろ出てきました。

死というゴールを強く意識するようになって、解脱の境地なのかどうかは分かりませんが、今までの煩悩から解き放たれて見えてきたものがあります。
やや若く逝く自分を自ら納得させ、正当化するがゆえなのかもしれませんが、
死ぬと言われて、「概念の大逆転」が起こっています。

死を悲しむ前に、
「幸福な死」「満足な死」を
考えてみる。

寿命より、人生の質にこそ価値がある

人は、ただ長く生きればいいものでしょうか？

早くに逝く予定の私の頭の中で、この疑問が膨らんでいます。

世界保健機関の二〇一六年版「世界保健統計」によると、日本人の男女合わせた平均寿命は八十三・七歳で、日本は統計を遡ることができる二十年以上前から長寿世界一を守り続けています。男女別で見ると、日本の女性の平均寿命は八十六・八歳で世界一。男性は八十・五歳で八位でした。日本はこれからますます長寿大国となり、人々はますます長生きをするでしょう。

しかし、死を見つめている私には、寿命に関して「自分の中では新発見」と言うべきものがありました。

それは、「寿命ほど、人々にほぼ平等に限界が来るものはない」ということ。収入や能力は、人によって、数倍、数十倍の差もつくのに、寿命はほぼ同じか、短いかです。せめて寿命も収入のように、努力で二、三倍くらいは差をつけられてもよさそうですが、男女の平均の八十四歳くらいまで生きるか、それより前に死んじゃうか。たまに長生きした人がいても、たったの二割増しくらい。84×1.2で百歳ちょっとくらいのものです。

二割余計に寿命をもらっても、だいたいは寝たきりなどでやっと生きているだけ。「健康寿命」という、生きている幸福をギリギリまで元気で享受できる人は本当に少ないのです。まぁ平均寿命の一割増しの九十二歳くらいが、自分のことは自分でしながら健康に暮らしていける一般的な限界なんじゃないでしょうか。

つまり、「寿命」は運次第。「健康」の保持にいくら励んでも、せいぜい一割増すかどうかくらいの効果しかありません。

能力やお金は数倍の格差が当たり前。なのに寿命はたった一割増し？

世の中みんなが健康保持に大きな力を注いで、健康のために努力しています。長寿を願って体に気を遣い、それにかけるお金や時間や労力もかなりなもの。なかでも中高年の話題は「健康法」や「長生きするコツ」などで持ちきりですが、【労力VS効果】からいえば、ちょっと割に合わない話……。

それなら、「健康アップ」より「能力アップ」に気を遣ったほうが、【労力VS

効果】がはるかにいいのではないかと思います。

みんな「体のために」とは言いますが、「頭のため」「心のため」とはあまり言いません。頭や心を、体ほどは大事に思っていないようです。

しかし、健康にいくら注意しても寿命は倍になりませんが、能力や年収はがんばれば数倍になる！　能力の伸びしろは、寿命と違って無限大なのです。

時間が残されていないなかでも、自分の能力（と性格も！）の見直しと修正は、不可能ではありません。

惜しまれつつ逝き、私の思い出が「本当にいい人だった」となるためにも、最後まで〝人生の質〟を我が身に問いたいと思います。

寿命は何倍にもできないが、
人生の質は何倍にもできる。

✢吉を凶と思い、凶を吉とする

今までは目標というゴールに到達すると「次の未来」がありましたが、このゴールには先がありません。

時間も「無限」にあるのではなく「有限」です。

失敗は、次の「教訓」にならずに、最後の「結果」となります。

「いかに生きるか」ではなく、「いかに死ぬか」です。

今まで座右に置いていた前向きな言葉には興味が失せ、共感できなくなって

きました。たとえば、

・王貞治の言葉。

「努力は必ず報われる。報われない努力があるとすれば努力が足りないのです」

・松下幸之助の言葉。

「進歩は無限であると考えて取り組んでいけば、際限なく進歩していくと思う」

・稲盛和夫の言葉。

「努力には限度がない。限度のない努力は、驚くような偉大なことを達成させる」

これまでは、古今東西の「前向きに生きる言葉」「無限の可能性の言葉」などが好きでしたが、志向は逆転して、「限りのある中で救われる言葉」「やや後ろ向きな言葉」が好きになってきました。

・同じ稲盛和夫の言葉でも、「もうダメだというときが仕事の始まり」が心になじみます。

「ピンチをチャンスに」「怪我の功名」「逆転サヨナラホームラン」が私の偽らざる気持ちです。

・「人間万事塞翁が馬」にも共感します。

これは、「淮南子《えなんじ》」という昔の中国の書物に書かれている故事からきた言葉で、禍《わざわい》に見えたものが福になり、福だと思ったことが禍になる。人生、何が幸福で何が不幸かは分からない、という教えです。

故事の内容をざっと説明しますと――、

「老人の飼っていた馬がみんな逃げてしまい、村人たちは『災難だったね』と慰めますが、老人は『いや、これが幸福になるかもしれない』と平然としています。

しばらくすると、逃げて行ったはずの老人の馬が、たくさんの名馬を引き連れて戻ってきました。村人たちは『良かったね』と言って喜んでくれましたが、老人は、『いや、これが禍にならないとも限らない』と言います。

すると、老人の息子がその名馬に乗っていたとき、馬から落ちて足を骨折してしまいます。村人が気の毒がってお見舞いに行ったところ、老人は、『いやいや、これが幸福になることもある』と。

しばらく経って戦争が起こり、若者のほとんどが戦死してしまいますが、足を骨折していた息子は戦争に行かずに済み、助かった」

というお話です。

「死ぬことが幸福にならないとも限らない」
「死ぬことで掴める幸福もきっとあるはず」
「災い転じて福となす」――こういう思考回路がじつに心地いいのです。

まわりの人々の「絶対大丈夫！」「小林さんは長生きします」とか、「がんばれば必ず良くなります」「あきらめないで」という、前向きながら何の根拠もない健康な人共通の励ましトーク。ありがたいのですが、どんどんなじまなくなってきています。

死ぬことが幸福にならないとも
限らない。
死ぬことで掴める幸福も
きっとあるはず。

欲も富も揉め事の火種にしかならない

私は、余命宣告を受けるずっと前から、自分なりの「死生観」を持っていました。これが私の生き方の根底にあったから、突然の死の宣告にも、さほど動揺せずにいられたのだと思います。

人にも伝えやすいようまとめてありますので、そのさわりを紹介します。

＊

「あの人、あんなに儲けてどうすんだ？　金はあの世に持っていけないのに」

私たちは多少の嫉妬も込めてそんなことをよく言いますが、金も不動産も死ぬときは何にも持っていけません。資産は家族が相続します。

ごく稀に、ご主人のあとを追うように奥さんが亡くなる、という話を聞くことがあります。「パパはわがままで寂しがり屋だから、ママを連れて行っちゃったんだよ」とか、「おふくろは親父一人じゃ心配で、ついて行っちゃったんだね」とか。

しかしたいていの場合、数ヶ月もすると未亡人は明るく第二の人生を始めます。

会社も、ポストも残ります。その椅子には誰か次の人が座ります。亡くなって持っていけるモノは〝その人の人徳や能力〟だけです。

やりかけの仕事も、その人でないとできないものは頓挫。人徳もあの世に持って行くので、会社のまとまりもバラバラ。後継者が優秀ならいいですが、そうでないと大変です。小さな会社の社長だったら、倒産の危機を迎えます。人脈も無くなってしまいます。社会は人脈で成り立っていますから大変です。現役の第一線の人なら、いったんはグチャグチャに。優秀な人や良い人が亡くなると、「故人は偉かった」と大切に偲ばれることになります。

棺桶に入る花と、着物一枚と、燃える類の思い出の品。これらは持って行けます。宝石や貴金属はダメです。

〝不燃物はダメで燃物（念仏）だけ〟。これが火葬場の決まりです。

巨万の富も、愛人も愛犬も、不動産もダメ。この世の「欲も富も栄華も」死んだ人にはもう価値がない。「揉め事の火種」くらいの価値です。

結論を言えば、あんまりお金に執着しないこと。お金は、自分の楽しみと、家族と、社員と、世のために使い、人生を謳歌することです。

あの世で必要なのは生前の「人徳」です。これであの世での居場所が決まり、来世、何に生まれ変わるかが決まります。やはり人間がいいですよね。だから、良い来世の再生のために、現世ではせいぜい「人徳」を磨いておきましょう。

＊

私は余命宣告を受けて、生命保険類を見直し解約しました。「年金型生命保険」なんぞは、支給される頃にはこの世にいませんから真っ先に解約しました。解約金は、「冥土の土産の旅行資金」にしたり、「お祝い」を差し上げるときなどの額を多くしたりして、余命を計算しながら、財布を軽くしています。

お金と欲には執着しない。
「名実」なら「名」を取る。

死ぬ日は選べる

「願はくは花のしたにて春死なむ　そのきさらぎの望月のころ」
（春の美しいものに囲まれて、悟りを得たお釈迦様の入滅した日に死にたい）
と、西行法師はそんな辞世の句を先に詠んでおいて、きちんとその日に逝きました。
「自分でいつまでは生きたい、と思えばそうなります」とライフコーチは言い、
「求めなさい、そうすれば必ず与えられます」と教会の牧師は言いました。
私の友人は、「死なば十月なか十日」の諺どおり、天気が良いこの日に旅立

ちました。他にも、「主人の三回忌だけは済ませてから――」と願い、そのとおりになった妻の話など、死ぬ日にまつわる逸話は世間にとても多いようです。

そういう私の両親も、自分の逝きたい日を選んで逝きました。

父は大正七年七月七日に生まれ、平成七年七月七日に七十七歳になった人で、ゾロ目が大好きでした。この父、平成九年九月九日に七十九歳で逝きました。病院で死が近づいてきて、「そろそろかな」と思いながら八月が九月になったとき、私は「きっと九日まではがんばるんだ」と思っていたら、九日になってすぐ息を引き取りました。最後までゾロ目にこだわったアッパレな生涯だったと思います。

母は、大晦日の朝に逝きました。

私は飲食店をやっていて大晦日と元日だけが休みです。さらに、店は家を改造したもので、店の大広間はこの二日間だけプライベートな座敷になります。ロシアで働いている孫も正月休みで帰国していました。だから母は「死ぬならこの日しかない！」と選んで旅立ったのでしょう。葬祭場の霊安室ではなく、家の座敷に二日も泊まって、家族全員ともゆっくりとお別れできたのでした。

いつまでは生きたい、
願えば現実になる。

「幸せな老後」に要る三条件

「老後」といいますが、これは次の三条件が揃わないと幸せではありません。

一　健康な老後（自立性）

二　豊かな老後（経済性）

三　やりがいのある老後（必要性）

すなわち、健康でないと出歩けず、寝たきりになることも。豊かでないと、潤沢な老後の費用や介護費用が出ず、困ることしきり。やりがいがないと、生きる希望を失い、人からは邪険にされてやがて鬱になったりします。

最近「老後破産」や「下流老人」という言葉を耳にしますが、それでは悲惨。さらに、八十五歳以上の人は、四人に一人が認知症になるともいいます。あんなに立派だった人も、最後に〝個人の尊厳〟が壊れてしまうのです。

高い確率でそういう未来があるにもかかわらず、人はとにかく長生きを礼賛したがります。しかし「生きてりゃいいってもんじゃない」。適正寿命というものがあるのだと、長生き派から外れて気がつきました。

私も今まで死が遠かったときは、漠然と「普通に長生きをしたい」と思っていました。百までとは欲張らずとも、八十くらいまでは元気でいられたらと。寝たきりや認知症になったらどうするんだ？　とまでは考えていませんでした。リスクなど念頭にも置かず、「ずっと長生きしたい」という、ただシンプルな思いが、確かに人間の根底にはあります。しかし死の宣告を受けて、死を真剣に考えるようになったら、「何でも長生き最優先」は正しくないかも、と感じ始めました。

長く生きたらまわりにも迷惑をかけます。ダラダラとして終わりが分からないよりも、否応なく言い渡された幕引きに合わせて、自分の一生を最後に組み立て直して逝くのも、悪くないと思うのです。

長生きは
リスクも多いと知る。

第3章

死は怖いことではない

死んだらどうなる？

まず、死んだら何も無いという説がありますが、これはこれで良いと思います。つまり夢も見ず寝ている状態にいるわけで、完全なる「無」。無ならば考える必要も余地もありません。熟睡していて起きていない状態と同じで、怖いとかそういうことすらないから「無」なのです。

よく「臨死体験」といいますが、最近はＡＥＤ（自動体外式除細動器）の普及で生き返る人が増え、「臨死体験者」が多くなったという話も。これは二種類の説に分けられます。

一つは「死の間際に見た脳の幻覚である」という〝脳内現象説〟です。川の向こうにお花畑が広がっているような光景だったり、たとえようもない明るい光だったりと、どの体験にもみんな共通項があります。

これはとても楽しそうですが、以前観た立花隆のテレビ番組によれば、「最新の研究では死ぬときに脳が見る共通の夢らしいと分かってきた」といいます。死ぬ間際、たとえ苦しそうに見えたとしても、鎮痛作用と快感作用をもたらす脳内麻薬物質・エンドルフィンの分泌で、実際は苦しくはないのだそうです。

もう一つは、あの世があるとする〝死後の世界実在説〟です。あの世に逝った人に会えるのならば、とても楽しみです。この説を支持している死の文献も多くあります。

「人間の死とはなんですかと問われれば、『人は死にません。魂が肉体をぬぎ

捨て、あの世に移ることです』と、私はこう答えます」（『医師が考える　死んだらどうなるのか？』矢作直樹著／ＰＨＰ研究所）

「チベット仏教の中心的なメッセージでも、死は敗北でも悲劇でもない、次の変容のためのもっとも素晴らしい機会なのだと説いています」（『チベットの生と死の書』ソギャル・リンポチェ著／講談社＋α文庫）

私の母も臨死体験をしています。くも膜下出血で倒れ、命だけは助かったのですが、意識が戻らず、目は宙を泳いでいました。何とか意識を蘇らせるため三度の手術をし、ちょうど百日目に目が覚めたのでした。

そのとき、母は、「三途の川を渡ろうと思ったら、兎や狐が護岸工事をしていて、『今は渡れないから帰れ』と言われた」と話しました。「自分の葬式を鴨居の上から見ていた」とも言いました。

とにかく母は生還し、それから十四年も楽しい人生を過ごせました。

「この世とあの世、どっちに会いたい人が多い？」と聞かれたら、私は即座に「あの世」と答えます。母も、父も、祖父母も、早くに逝った友人もみんないます。

この世の人は、少しだけ待っていればやがてどんどん来ます。

私の友人も三十年も経てば、だいたいはあの世に揃うでしょう。

早めに死ぬのは、
早めのバスに乗って
先にいくだけのこと。

悔いなく生きることは、悔いなく死ねること

死の準備にそれなりの時間が取れるのはいいことです。きちんと死を受け入れて、きちんと死ぬための段取りができます。

〝悔いなく生きるとは、悔いなく死ねること〟です。よく「ぽっくり死にたい」と言い、「ぽっくり寺」のようなものもありますが、「ある程度生きて、やり終えて、死ぬ心構えや準備も終わり、寝たきりになるくらいならば……」ということ。長く生きて、もう充分だと思い、そろそろお迎えが来てもいいという境地です。

突然の死ではなく、自分で死の準備がきちんとできることがとても大事なことです。阪神淡路大震災や、東日本大震災では、多くの方が死の準備もできずに、しかも苦しみながら亡くなられ、その遺族もまたその苦しみから抜け出せない現状を考えると、私の場合、どれほど感謝しなければならないかと思われます。

「満足できる死の準備ができて、ありがとう」という気持ちです。

なんだかんだ言っても、私の命も「平均寿命の八割ほどはもらえそう」なわけで、ありがたい話です。寿命は長ければいいというわけでもありませんから。

百歳以上生きて、いつまでもやることがあって、しっかり動けて、お金もあって、ひ孫たちに囲まれながら死ぬその日まで元気で……なんてことはまず無理。

やりがいが無くなり、鬱になり、老老介護で面倒を見るほうもまた鬱になり、認知症が進み、お金も無くなり、邪険にされて……ということが大半で、死んだときには友人が誰も残っていない。こういうケースが今後増えていきます。

早死だと多くの人がその死を惜しみ、故人を心に留めてくれますから、やや早めに逝くことは、考えようによっては得なことで、ありがたいことだと思います。

長生きも素敵ですが、早死にも捨てがたい良さがあります。

死の嫌なところではなく、良いところも考えてみる。

死の苦しみはないと、自分に言い聞かせる

　早く死ぬのは仕方がない、むしろ悪くない死に方である、という死の肯定化までは何とか漕ぎつけました。心の整理がつかないのは、死ぬときの苦しみというものに対する恐怖です。

　一般的に臨終の苦しさとは、「痛み」と「息苦しさ」だといわれています。『大往生したけりゃ医療とかかわるな「自然死」のすすめ』（中村仁一著／幻冬舎新書）の帯書きには、このように書いてありました。

「がんは治療をしなければ痛まないのに、医者や家族に治療を勧められ、拷問

のような苦しみを味わった挙句、やっと息を引きとれる人が大半だ」と。

また、『ムダながん治療を受けない64の知恵』（小野寺時夫著／講談社＋α新書）には、次のように書いてありました。

「患者が『鎮静』を強く望んでも、やってもらえるかどうかは確かではない。これは、『患者に苦しくさせてはならない』という医療従事者の義務感の欠如と、緩和医療技術の未熟によるところが大きい」と。

ここを改革すべきで、多くの人が渇望しているところだと思います。

私の「間質性肺炎」という病気は、肺壁が壊れて硬くなる進行性の難病。治療法も、薬も、ほとんどありません。

だんだんに息苦しくなり、動くのが辛くなり、やがて酸素ボンベになり、酸素吸入器になり、遂にはベッドに張り付けで人工呼吸器になる。苦しみながら呼吸不全で死んでいく病です。

この苦しみを思うと、恐ろしくて、死を割り切れないのです。しかし怖がっても解決はしない、というか、ますます怖くなります。

死ぬ潔さをどうつくるか。死ぬことをずっと考えている私にとっては、これがいちばんの問題。

「突然息苦しくなるのではなくだんだんに、だから体も慣れる。山登りで、空気が薄くなるのに似ている。苦しくなったら酸素ボンベもあるから大丈夫。本当に苦しいのは死ぬ前の一週間。そのときは医者に頼んでモルヒネを強めに打ってもらえば大丈夫。それに死の間際はあらゆる機能が低下し、苦痛も感じなくなるらしいし……」

こう自分に言い聞かせています。

覚悟した未来が来るだけなので、さほどの恐怖はないのだ（と、強くイメージトレーニングを重ねています）。

人は、予期せぬ未来が不安なので、想定内なら何とかなります。お化け屋敷も、何が出るかが分からないから怖いので、お化け屋敷の図面と、お化けキャストの登場順一覧があれば怖くないはずです。自分で怖さのシミュレーションを済ませておけば大丈夫。

冷静に考えれば、私の死は突然のものではないので、医者と周到な打ち合わせができます。「延命治療」の拒否もしておけるし、「痛みの緩和医療」を優先してもらうこともできます。

死の準備ができ、自分で末期医療も選べる。やはり「幸せな結末」だと、我が身に言い聞かせるべきなのでしょう。

人は想定外のことには
あたふたするが、
想定内にすれば、
なんとかできる。

早死は、心配事を一気に解決する

エノケンこと榎本健一は、長男を失ったり、右足を大腿部から切断したり、私生活で次々と不幸に見舞われ、失意から何度も自殺未遂を繰り返したといいます。

「死ぬよりも、生きているほうがよっぽど辛いときが何度もある。それでもなお生きていかねばならないし、また生きる以上は努力しなくてはならない」

という彼の言葉が遺されています。

人は、生きていくだけでもかなり大変なこと。また、人が老いていくとは、一抹の不安や悲しみや苦しみを増幅させながら暮らしていくことです。

・髪の毛がうすくなってきたな。禿げるのは嫌だな。
・歯は一生はもたないという。どのタイミングで入歯をこしらえるのか。
・顔が老けてきたな。どうか汚く老けませんように。
・一人暮らしで、生活の介助が要るようになったらどうしよう。
・長生きしようにも、生活費用も医療費用も心配だ。
・認知症になるのなら、その前にお迎えが来たほうが……。

歳をとると、だんだんに「老いの不安」が増幅されていきます。しかし、これらの悩みは、死が確定するとすべてなくなるのです。

私の「心配事」も、直近に迫った死の決定によって、すべて〝一発解消〟したので、これはこれで別の意味で、老いを避けられたことになりました。

何だかとてもネガティブな思考で、書くことをためらいましたが、これも死へ向かうことを納得させる大事な思考かもしれません。

フランスの思想家、ラ・ブリュイエールにこんな言葉があります。

「人間的に言えば『死』にもよいところがある。老いに決着をつけられるから」

若いときはただ頭を通り過ぎただけの言葉でしたが、今ならよく分かります。

人が常に抱えている
小さい悩みも、大きい悩みも
死の前では一掃される。

健康な人の間違った死生観が、病人たちを「鬱」にする

・死ぬときに覚悟ができない人は、

社会的地位が高い人に多いといいます。なにしろ今まで、金や人脈で何とでもしてきました。しかし死は何ともなりません。そのことへの怒りや焦りがあり、納得して死を迎えられないようです。自分の死を受け入れずに、最後までいろいろな民間療法や信仰などにしがみつき、ジタバタと抵抗しながら亡くなるのです。

人生の最期に心安らかにいられないのは、不幸なことだと思います。「あきらめる」という達観した境地が大事だと思います。

・死ぬときに覚悟ができている人は、

人生は思いどおりにはならないということが分かっている人です。苦労をした人、身内を介護し看取った人ならきちんと分かっています。そして自分なりの死生観を持った人。現代社会ではこういう人が少なくなってきていると思われますが、このほうが圧倒的に〝幸せな死〟を迎えられると思います。

ただし、こういう人たちを看守る家族や友人は、間違った今までの常識から、「あきらめるな、絶対治る！」と、がんばりを押し付けてしまうことがほとんどで、それを「優しさ」だと勘違いしているのが残念です。

せっかく当事者が「死を受け入れよう」とがんばっているのに、「死を受け入れるな」と励ますのは、はなはだ迷惑な話。「死ぬな、がんばれ」の絶対的正義のコールなど、もはや聞きたくない場合も多いのです。「もうじき死ぬから……」とでも言おうものなら、「弱音を吐くな、病気に負けるな」と肩を叩かれる。病人は死ぬことを話せなくなり、不安を一人で抱え込んでしまい、それがこうじて「鬱」になる人もいるといいます。

これについては、個々が折に触れて死を身近に考え、死生観を確立することが何よりも大事、と思うのです。

人が死ぬと「ご不幸があった」と言い、「病魔には勝てなかった」とも言います。死をすべて「不幸」とか「敗北」にしてしまうのです。この脳への刷り込みによって、社会中みんなが間違った方向を向いてしまっています。

生まれ落ちた全員が死ぬのに、その全員が、最後は負け戦？

結末は「ご不幸なこと……」で「敗北」だと決めつけてしまうのは、あまりにも乱暴でひどい話です。人間の尊厳に対して非礼な話であり、この発想パターンはとてもおかしいと思います。

その結果、人々は死ぬ前から必要以上に死に恐怖を持ち、死んだあとも、必要以上に深い悲しみに包まれてしまいます。

悲しまれるよりも「ありがとう」と言われたほうがいい。

私は今まで幸せに生きてきたし、幸せの中で満足して逝きたいから、この「死」イコール「不幸」「敗北」という大間違いは正しておきたいと思うのです。

ある宗教に「抜苦代受《ばっくだいじゅ》」という考え方があります。教祖の子が二人、早くに亡くなったのですが、霊界のこの二人が「信者の苦しみを抜き去り、代わりに二人が受けている」という教えです。簡単にいえば「お星さまになって守ってくれている」ということ。ここでは死を「不幸」とせず「希望」に転じています。

違う宗教の教えでは、「短命な一生では、生かすはずの能力が余っているので、生まれ変わるときはその分が足されて、豊かな才能を持った人として生まれてくる」という教えがあります。ここでも死は「希望」です。

死を悲劇としてとことん追いつめるのか。早い死にも肯定する理由を見つけるのか。すべては考え方の問題に過ぎません。

我が子を亡くした母親が、悲しみから抜け出せず、「もっと早くに病院に連れて行けば、あの子は助かったかもしれない」と、自分を責め続けて一生後悔するのも一つの人生。

「亡くなった子が、お星さまになって私たちを守ってくれている。余力を残して逝ったから、その分の能力を持って生まれてくる」と、考えるも人生です。逝くほうは、逝ってしまえばきっともう迷いません。残ったほうが迷うのです。死のあとの〝幸、不幸〟を決めるのは残された人の気持ちしだいなのです。

しかし、社会の固定観念は、「死は不幸」「死は負け」だと、人生の最後を全部「忌まわしい」ものにすることを強要します。私はそれに屈せず、早い死を「充分幸せだった」と決めて、この常識と闘いたいと思っています。

ちなみに、死ぬと「ご冥福を祈る」と言いますが、こちらは理に適っています。「冥」とは「冥土」。あの世のこと。「福」とは「幸福」のこと。「あの世でもお幸せで」という意味で、この考え方は「不幸」ではありません。

幸せだった人生を、
最後に不幸と決めつけられては
たまらない。

死は人生の大事なゴールとして考える

私は死ぬことになり、ものの見え方が変わり、タブーだからとそのまま放置されてきた「死」についての〝ヘン（変）〟を、次々に見破っていきました。

しかし、人は死ぬことを認めたがりません。

親の死に目に際してなど、本当は、家族は死から逃げずに、死と向き合い、きちんと話をしてあげたほうが、死ぬ本人も安心するはずです。けれど、死ぬ本人も家族もなかなかうまくできないのが現実です。今まで死の話を避けて否定してきたから、いざ、覚悟する段階に入ってもどうしていいか分からずに、つい逃げてしまうのです。

死を暗いもののままにして避けてしまうと、本人は恐怖のまま死に突入してしまいます。死は人生の大事な、たった一回だけのゴールです。もっと前向きに積極的に考えないといけないと思います。

死が近づくと人は遠ざかりますから、死は早いうちに話し合うことが大事。今のままでは、人は安心して大往生ができません。

私は、もっと死を肯定すべきだと考えるようになりましたが、実際はなかなかそうもいかないようです。

逝く人に最期まで意識があり、言葉を交わせたら、家族はどうするでしょう。「ありがとう。あとのことは、特に○○のことはよろしく頼む」と言われても、「そんなこと言わず、がんばって良くなってください。大丈夫だから、しっかり」というような言葉で遮ってしまい、臨終を迎える人が話したい「感謝」も「思い」も「願い」も聞かないなんてことが起こりかねません。

以前、私にもこんなことがありました。

母の弟である叔父が危篤になり、お別れに病室に行ったときのことです。

「叔父様、がんばってください。また良くなって、行きたかった萩へ行きましょう。車椅子で回れば大丈夫だから、行けますよ」

「叔父様、また来ますから、絶対良くなってくださいね」

と、励ましました。

本当は全部ウソです。

きっとこれが最後のお別れだと思って見舞いに行き、四日後に叔父は亡くなりました。

あのとき言いたかったのは、

「いい人生だったですね。みんなが叔父様のことを尊敬していましたよ。私は叔父様がいて本当に鼻が高かった。お葬式にはたくさんの人が来てくれますよ」

「向こうに行ったら、こっちのことは心配しないでゆっくり休んでくださいね。みんなにも会って、母にもよろしく伝えてください。ありがとうございました」

という言葉だったのですが、勇気がなくて言えませんでした。

何故なのか。その理由を記憶の中に探すと、次のようなことが思い浮かびます。

・死の準備教育の下地が双方になく、突拍子もない言動だととられそうだった。
・看取る家族の前で、死を認めるようなことはタブーだという気持ちがあった。
・周囲を気にして、旧来の常識に外れたことはできなかった。
・送る私たちに、「勇気」も「覚悟」も足りなかった。

しかし、目前に死を控える立場になっている今、私のときには、どうかこんなウソで固めて欲しくないと心から願っています（自分はウソを言っておいて何なんですが……）。きちんと率直な言葉を交わしてお別れがしたいのです。

「いい人生だった」と誉めてもらいたい。
「カッコ良かった」ことなんか、言ってもらいたい。
「これからはゆっくりして」とねぎらってもらいたい。
「あの世の誰々に伝えて」と伝言を託されてもいい。

そんなふうに、逝く人も送る人もきちんと前を向いて、最期の時間を大事にすべきだと思います。しかし現実はその反対の傾向にあります。

死ぬというと、みなさん一様に、驚き、心配し、励まし、否定してくれます。とてもありがたいのですが、「必ず治る」という〝根拠のない自信〟だけが前面に満ち満ちていて、私が言うのも何ですが、あまり説得力がありません。「あと十年は必ず生きますよ」「大丈夫、もうじき特効薬ができます」「医学は進歩しています」「私は霊感がありますが、まだまだお迎えは来ません」などなど。

もっとも、目の前の人から「死ぬんです」と突然告げられて、とっさに気の利いた言葉を発せられる人など、そうそういないでしょう。死は認めてはいけないものと思っているからなおのことです。どう言っていいか分からないのです。立場が替われれば、私だって自信がありません。

しかし、慰められる側になってみて、「これだけは言ってはならない」という一言があるのに気づきました。かなり多くの人の口から何度も何度も聞かされて、その都度、胸の中がザラつく思いでした。それは、

「どっちが先に逝くか分かりませんからね。私のほうが早いかもしれませんよ」

という言葉。もちろん言っている本人は、私の心が受け止めかねていることには気づいていないでしょう。それどころか、おそらく一〇〇パーセント善意の言葉です。けれど、この言い方は、いわば〝死をはぐらかして励ます〟慰め方に他なりません。本音を言うと、私はいちばんこの言い方に腹が立ちます。

こちらは難病で、一分の一の確率でここ数年のうちには必ず死にます。そちらはまだ病気でもなく、五年以内に死ぬ確率は何千、何万分の一でしょう。それをいっしょの土俵にのせて「どっちが先か分からない」と言うのは無理があります。

これもまた、健康な人が病人の気持ちを掴みきれないからこうなるのです。この強固な間違った感覚を破壊しないと、病人たちはなかなか心安らかになれません。

死をタブーにしていると、
お別れの言葉が
摘み取られてしまう。
送る人も送られる人も
言いたいことをはぐらかさない。

死ぬ人が「死ぬ」と言うと怒られる

私にとっては、「死」というゴールへの道筋を掴むことが最重要で、意識の多くは「死」。だから、気が置けない友人の前では、甘えもあって、どうしても「死」の単語が多くなります。

あるとき急に、友人にこう言われました。

「腐ったみたいに、死ぬ、死ぬって言うな。もっと生きることを考えろ！」

そう言われ、そのとき、強く思いました。

「あんまり世間で『死ぬ』と言うと、誤解されるんだ。怒られるんだ」と。

「死はタブー」で、「死は不幸」だから、密やかにして黙っていないと、カッコ悪いとか、腐っていると思われ、気分も悪くされるのです。

人が求めているのは、「あの人は、死ぬなんておくびにも出さず、最後の最後まであきらめず、治ることだけを信じて、弱音も吐かずニコニコして、死ぬその日まで前向きに生き抜いた。なんと立派な人だったのだろう」ということ。人は「死」に、そういう美学を要求しています。病人は、無理をしてでも家族の前では生きるがんばりを見せていないとなりません。

これが間違った常識としてはびこり、「これこそが死の美学」という健康な人の押し付けが世の中に蔓延しているのです。私は死ぬ当事者になって、このズレが分かってとても勉強になりました。

ですから、何とか気持ちとは裏腹のことを言い、〝顧客ニーズ〟に応えます。

・「病気には絶対負けません。何としても生き抜いてみせると思う気持ちが大事ですから」

・「もうじき必ず特効薬ができると信じています。ＨＩＶだって今やほぼ治るんですから」

・「今、調子いいんです。この調子だと、あと十年以上は大丈夫そうです」

本当はそんなことを思っていたら、死の覚悟のバランスが狂います。しかし、これらの言葉を聞いたときの友人たちは、とても嬉しそう。そんな顔を見るのも悪くありません。だから時々、思ってもいないリップサービスをすることもあります。

とはいえ、死ぬことをようやく達観したと思っている私だって、「特効薬ができて、私に最初に試してもらえて、九回の裏、奇跡の大逆転！」を微かに夢見てはいます。けれど、これは密かに地味に脇か裏のほうで願っていることで、正面から思っているわけではありません。

死の間際まで「絶対治る」と言う稀な人がいなくはないのですが、それは死から完全逃避した困った人か、状況を判断できない人か、何でも思いどおりにしてきたわがままな人か、ポジティブな家族に洗脳されてしまった人だと思います。

人は一縷の望みは持ちながらも、死を受容しないと逝く覚悟ができません。

もし、死が近い人が「死ぬ」と言っても、強く否定をしたり、「生きることを考えろ」と言ったり、世間一般の概念を押し付けることは控えたほうがいいと思います。

そして逝く人も、健康な人の前でむやみに「死」を話すと、弱音を吐いていると勘違いされますから、心の中で対話しながら黙って死の準備をしたほうがいいようです。

「死」には特別な美学の押し付けがあるから、触るのがとても難しい。

「美談」や「美学」に
とらわれていると、
死の覚悟が定まらない。

死にゆくとき、心は不安から解き放たれる

以前、NHKスペシャルで立花隆　思索ドキュメント「臨死体験　死ぬとき心はどうなるのか」が放映されて話題になりました。

死の最先端の研究をしている世界中の学者を、立花隆が半年も取材してつくった番組で、「人類が答えを追い求め続けてきた生と死にまつわる壮大な謎。その謎に挑む立花隆の思索の旅」というものでした。七十三分にわたる難しい内容でした。堅い番組にもかかわらず、視聴率が一一パーセントもあったといいます。

番組のあと、立花隆は『文藝春秋』にこう書いています。

「放送した後、『見ました』とか『面白かったです』という反応はよくあるのだが、今回は『ありがとうございました』と多くの人に言われた。

こういう経験は初めてだった。何故かと言えば、エンディングの部分で『死はそれほど恐いことじゃない。おそらく眠りにつくのと同じくらいの心の平静さをもって死ねるはずだ』というところに共感を持たれた人が多かったのではないか。

年をとればとるほど、誰しも、自分が死ぬ時はどういう風に死ぬんだろうと気にかかる。しかし医療技術が進んだ今日、お迎えが来るまで、けっこう時間がかかるものらしい。人間最晩年になると、もうこれ以上生きていなくてもいいやと思いつつ、それでも自分から進んで最後の旅に出る気にもならない。ある種の優柔不断の中に生き続ける。その根源にあるのは、最後の旅の中にどうしても残る一定の未知の部分への不安だろうと思う。

あれだけお礼をいう人が多かったのは、未知なる部分への恐れをあの番組のエンディングがあらかた取り去ってくれたということを意味している」

私は、立花氏のこの取材を、「膝を打つ」快挙と思いました。私自身、死の恐怖が薄れていくのを実感しつつ、未知なる部分に向かう旅の道のりを静思しながら、「死はそんなに怖くない」と同じことを思い、それを大きな声で言う人がもっといるべきだと思っていたからです。

立花氏は、その後もＮＨＫに再登場したり、『文藝春秋』『週刊文春』へ、「死ぬとき心はどうなるのか」のレポートを次々と掲載、話題になりました。

その『週刊文春』の中では、立花氏はこうも書いています。

「回復の望みがなく、あとに待つのはひどい苦痛ばかりということになったら、そして本人の望みがそれしかないなら、安楽死は許されて然るべきだと思います」

こういう極論を有識者が言ってくれると気持ちがとてもラクになります。

「どうしても苦しくなったら安楽死を選んでもいい」と思ってもいいのだ。

もちろん外国で安楽死をするのは心情的に躊躇するものがありますが、「伝家の宝刀」を抜いてもいいと後押ししてもらえるだけで、俄然心強くなります。

死はそれほど、
怖いことではない。
おそらく眠りにつくのと
同じくらい平静のうちに逝ける。

第4章

逝くための準備

旅で最後のご縁を結んでいく

残された日々。最後に素敵な時間を過ごしたい。最期の煌めきのような、ロウソクの炎が高くなるようなものが欲しい。人には、美しい終焉願望があるのです。

「さて、どうする自分?」「そうだ、お遍路へ行こう!」

自分を奮い立たせて旅に出ることにしました。

旅に選んだのは、十八から十九歳にかけて行った「四国お遍路八十八ヶ所」。十代のときに回ったお遍路が、その後の人生の糧になり道標になったのでした。

純粋だった十代の思い出の地に行く旅は、じつに四十年ぶりのことでした。

何とか四日間、体をあけて三泊四日の旅。八十八寺から、十代の日の記憶を手繰り寄せながら各県一寺を選んで、一人四国へ飛びました。

・発心の道場、阿波徳島より第十四番札所　「常楽寺」
・修行の道場、土佐高知より第三十一番札所「竹林寺」
・菩提の道場、伊予松山より第五十一番札所「石手寺」
・涅槃の道場、讃岐香川より第八十四番札所「屋島寺」

四十年ぶりの四国霊場は、逝く前の「禊《みそぎ》」のような清新な気持ちになれました。人は思い出をつくることが大事で、時々その思い出を噛みしめることも大事。そして最後にその思い出とお別れすることも大事。旅は精神的なよりどころです。

十九歳、お遍路から始まった人生は、今、終わろうとしています。

元気で生きているときは、「もっともっと」「まだまだ」という気持ちがありました。それは一期一会という感覚ではなくて、もっと雑味がある乱暴な欲望でした。好いものを見ても食べても、「まだまだ長い人生にはいろいろあるはずだ」と思いながら、経験を次々とガツガツと乱暴に切り拓いていく感じだったのです。

しかし今は「仕舞う、閉じる、結ぶ」という気持ち。今までの人生にケリをつけ、やり直したいこと、もう一度行きたいところ、会いたい人など、さまざまいただいたご縁を結んでいく清らかな時間。こういうふうに世界観が変わりました。

「結縁《けちえん》」という仏教用語があります。

・「仏が人を救うために手をさしのべ縁を結ぶこと」「人が仏法と縁を結ぶこと」「仏法に触れることで未来の成仏・得道の可能性を得ること」という意味ですが、「今まで開いたご縁を完結し結ぶ」という意味での「結縁」が心になじみます。

「これが最後だ、ありがとう」「見納めだ、楽しかった」と、確かめながら一つひとつを脳裏に刻んでいく感じに変わったのです。

見える景色、感じる情景が、感謝の高みにいく。この透明な時間。これはじつに居心地がいい。こんな極みにこられたのも、生の期限が決まったからです。「生」があるときには、大して感謝ができませんでしたが、今、終わりが見えてきて初めて、すべてがありがたいと思います。

「拓く、開ける、進む」から
「仕舞う、閉じる、結ぶ」を
意識する。

最後の感動を五感すべてで味わう

大人になるといろいろなことが分かってきて楽しいものです。

今日という日は、「知識」と「記憶」が今までで、最高の高みにあります。

いろいろな「知識」があり、そのものの持つ価値や価格が分かります。さまざまな「記憶」があり、思い出が蘇り、ものごとの善し悪しが分かります。だから子どもより大人のほうが、ものを味わう意味では、はるかに楽しいのです。

美味しいお吸い物をいただいたとしましょう。

この味はどういうジャンルの味で、この出汁の優劣はどうなのか。今までの中で何番目に美味しかったか、どこの味に似ているか。こういうことを今までの「知識」と「記憶」から識別することができる。これが大人です。

久しぶりにイチジクを食べたとしましょう。

初めて食べる子どもには、イチジクは美味しくないかもしれません。しかし大人は、庭木から捥《も》いだ思い出、お婆ちゃんが胡麻ダレで夕食のおかずにしたこと、お母さんがジャムにしたことなど、さまざまな思い出が相まってごちそうになります。

今、人生の残り時間が決まり、ここに「結縁の逢瀬」という高尚な透明性と精神性が加わりました。

・この味を決して忘れまい。

・この景色を脳裏に焼き付けたい。

・この音楽の中に浸れるのはこれが最後だ。
・この人の笑顔を覚えておこう。
五感のすべてで最後の感動をいただいています。

結縁の逢瀬が、自分の感謝の気持ちをさらなる高みへ運んでいきます。

だいぶ前になりますが、大ベストセラーの『サラダ記念日』の後書きを思い出しました。

「短いということは、表現にとってマイナスだろうか？　そうは思わない。自分の中の無駄なごちゃごちゃを切り捨て、表現のぜい肉をそぎおとしてゆく。そして最後に残った何かを定型という網でつかまえるのだ。

切り捨ててゆく緊張感。あるいは切りとってくる充実感。それが短歌の魅力だと、私は思っている」

（『サラダ記念日』俵万智著／河出書房新社）

短い時間だからこそ、切り捨て、まとめあげ、自分の記憶と知識の型を集大成して最高の思い出にする。そして脳裏にしまって人生を閉める。「結縁」とは短歌のようなものだと気づきました。最後の思い出は、短歌のようにそぎ落として、脳にしまいたいと思います。

実際に詠む力量がさほどないのが残念ですが、短歌を詠むような短かく凝縮した時間が、人生の最後に流れていきます。

残りが短いから、
無駄を切り捨て、
贅肉を落として、
感謝と緊張の中、
得られる充実感がある。

言うべきか、言わざるべきか、言うべきだ

もうじき酸素ボンベを引きずって歩くことになります。

そうしたら引退、もしくは「社会に出ない」という方法もあります。

出歩くとしても、突然の酸素ボンベでの登場を、会う相手に説明する必要があるでしょう。しかし、いちいち病名と症状を言うのも気が重いし、相手も対応に困ります。

ではいっそ何も言わなかったら、どうなるか？

多くの方は、「いったいどうしたの？」と聞いてくるでしょう。少数の方は、

「聞くのも悪いので知らんぷりをして見なかった」ようにするかも。相手が知らんぷりをしてくれたら、こちらも知らんぷりで通すか？　これもあまりにもヘンです。

酸素ボンベになる前には、大々的にカミングアウトする必要がありました。大々的に言えば、きっとこういう噂は一気に街中に広まって、私の病気と酸素ボンベ生活は〝暗黙の了解〟になるはずです。というわけで、私は酸素ボンベになる前に思い切って公表することを決めました。

普通は、「もうじき死ぬ」と公表して得することは何もありません。私も小さいながらも現職の事業家ですから、「死ぬ」という話が広まれば、事業にいいことはない。「病気が伝染《うつ》る」などという風評被害で、店から客足が遠のくかもしれません。

一般的には言うべきではなく、酸素ボンベにならなければ言わなかったかもしれませんが、たった一度の人生、一度だけの死ぬ機会、思ったとおりにやってみたかったのです。

私は川口ロータリークラブの会員で、その例会では、会員卓話といって会員が講演をする機会があり、番が回ってちょうど次が自分の担当。今のタイミングが良いかは分かりませんが、ここで講演のかたちでカミングアウトをすれば、あとは一気に広まるはずだと思いました。

そして、いよいよ決戦というか、人生の幕引きのスピーチが始まりました。

会場を埋めた約八十人を前に、余命宣告を受けた身であることを告げ、死に対する自分の向き合い方などを語り、最後にこのような話を付け加えました。

「多くのことの始まりには理由はありませんが、どう終わらせるかは自分で考えて決めることができます。

生まれた理由は見つけられません。しかし、終わるための納得する理由は、自分で見つけられます。自分で、人生の終わりの意義を、明るく納得するように考えればいいんです。

私のラストテーマは、〝死を、積極的に、明るく迎える〟こと。

死を恐れ、死を忌み嫌い、死を避けながら終わるのではなく、前向きに納得できるものとして組み立てていくのが大事だと思っています。私は、最後まで元気を出していきたいと思います」

会場は水を打ったように静かでしたが、私が明るく話すので、途中からは笑いも起こりました。ほとんどの方は驚きつつも、好意的に受け止めてくれたようです。

こうして私は、一気にカミングアウトをして、その情報は、みんながやっているフェイスブックで、知り合いに一遍に広まりました。

心残りのあることは、
勇気を出して言っておく。

あきらめて、開き直れば、強くなる

何事も「克服」さえすれば前に進みます。「自分をどう納得させ、どう承知させるか」。この「克服」の仕方には二通りあると思います。

一つは、叶えて克服すること。

一つは、あきらめて克服すること。

今まで「あきらめて克服する」という行為は禁じ手だと思っていましたが、死を前にした今、決してそうとは限らないと分かりました。これはけっこう大事な発想法です。あきらめないと達成できないこともあるのです。

身体障害者の方を取り上げていたテレビ番組を観ていたとき、登場した少女は、「障害を持って生まれて来て良かった」と話していました。何故ならば「元気な人には分からない境地を知り、出会えない人とも会えたから」だと言います。これも、あきらめて克服した技です。

別の日のテレビで、筋ジストロフィーに罹った青年の番組がありました。だんだん体が動かなくなるのが怖いと話していましたが、まったく動けなくなった仲間の人からは、「まだ動けるだけましじゃないか」と言われるのだとも。その中でその青年は、前向きで元気でいるためにこう考えていると言いました。

「あきらめて、開き直って、立ち直る」

私はこの言葉にかなり大きな衝撃と共感を覚えました。

普通は、「あきらめず、がんばって、達成する」でしょうが、あきらめることで前を拓くという道があるのです。健康な人には分かりにくいでしょうが、すべてをポジティブにすればいいというものではない。死を前にして、私はこのことを教わりました。叶わない夢は、捨ててしまうことで新境地が拓けます。

生き方の手法は逆転したのです。

転ばないと、
立ち上がれないように、
あきらめないと、
立ち直れない。

自分の最期の意思を遺す

「リビング・ウィル（living will）」とは、「生前の意思」の直訳です。

元気なときに末期医療の意思表示をしておけば、「尊厳死の権利を主張して、延命治療を打ち切る」こともできるのです。

ガン患者を三千人看取った小野寺時夫医師は、著書『ムダながん治療を受けない64の知恵』（講談社＋α新書）の中で、多くの人の最期を見つめながら、「自分だったらどうして欲しいか」の視点でまとめた「直球の本音」を書いています。読んで私は、これこそが自分の理想だと感じ入ってしまいましたので、深い敬意を表するとともに、ここに転載させていただきます。

＊

《小野寺医師のリビング・ウィル》

基本的に、私は苦しまずに最期の眠りにつくことが希望で、一日でも長く持つようにとの配慮はしてもらわなくて結構だと考えています。

・まず、痛みや呼吸苦などの苦痛緩和を十分にしてください。そのため、半眠状態になっても構いません。

・飲食がよくできなくなってきたら、無理に飲食させないでください。

・食べられなくなっても、点滴輸液はしないでください。

・心身の不穏状態が強かったら、日中でも薬で半眠状態にしてください。こういう場合は、判断力も無く、まともな意思表示もできなくなっていると思うので、鎮静（目を覚まさないように薬で眠らせること）を強く希望します。

・身内は忙しく働いていますから、臨終に近づく時期に家族がついていなければならないなど、看取りにあまり配慮してもらわなくて結構です。独りで逝く覚悟ができています。

（さらに、ガンによる死以外のときの意思表示についてはこう加筆していきます）

・どこで生活するかも関係しますが、徐々に栄養価の少ない食事に変えてもらいたいと思います。

・認知症がひどくなると、夜間に不穏になりやすいのですが、睡眠薬を十分出してもらいたいと思います。

・徘徊《はいかい》するようだったら、精神科医などに、安定剤を多めに出してもらいたいです。一日中、半眠状態になっても構いません。

・不穏状態が続くようであれば、眠って目を覚ますことのないよう「鎮静」にしてもらいたいのが、私の強い希望です。

＊

脳血管障害や心筋梗塞の場合などで急変して救急車で運ばれると、高齢者でもあらゆる救急処置が行われるのが通例。そして、人工呼吸器を付けられたり、栄養を胃ろうや中心静脈栄養で補給され始めると、もう中止できないのが普通です。

この現実を知る現場の看護師は、「自分なら絶対嫌だ」と思うようですが、それにもかかわらず、希望がなければ過度な延命治療が措置されてしまいます。

若い人には救急処置や蘇生術は必要ですが、高齢で、もはや延命を望まない人には本当は要りません。

・リビング・ウィルは元気で聡明なうちに残すことです。

・歳をとれば急病の頻度も増え、認知症になってからでは手遅れになります。

・そうなると今の医療の一般例で措置されてしまう。患者に苦しくさせてはならないという意識が薄い日本はまだ、緩和医療の技術が未熟なのだそうです。

自分が脳死で最期を迎えたときは、臓器移植で誰かの命を救うこともできます。アイバンクは手続きも簡単。近眼や老眼でも角膜は移植できるし、目の不自由な方の角膜でも移植できます。献体は、今は必要数が足りていて登録を制限している傾向のようです。

元気なうちに、
自分のためにも
他人のためにもなる、
品格ある終末を用意する。

偉人たちの記念館へ行く

体の具合と相談しながら、可能な限り旅に出ています。これも残りの日々の充実を求めてのこと。現地に行って「他に見るものはないか？」と探していると、その郷土が輩出した偉人の記念館があります。

健康なときはあまり関心がありませんでしたが、人生の終わりかけにあたって「偉人の生涯」が何故か心に響くようになりました。

「人間にとって、その人生は作品である」（司馬遼太郎の言葉）

私の胸にもそういう思いがよぎります。死は人生の終わりでなく、死をもって人の生涯は完成するのです。

偉人たちは日々の精進と努力で偉業を成し遂げたのか、もしくは天才が普通に生きたらそうなったのか。

たとえ志半ばで逝ったとしても、彼らの仕事は今も生きていて人々に感銘を与えてくれています。

訪れた偉人の記念館はいずれも、新鮮な感動に溢れていました。

・《山口県山口市・中原中也記念館（享年三十歳）**》**

中原中也と言えば、ハットをかぶった少年のような肖像が有名ですが、あれは、高校時代から同棲を始めた女優の長谷川泰子といっしょに、十八歳で上京したときの写真。受付脇には、そのハットがお土産用として売られていました。

彼は山口の豊かな医師の家に生まれ、酒グセや女グセも悪く、放蕩三昧の人生でした。

後日、母親のフク氏が語った話をまとめた『私の上に降る雪は　わが子中原中也を語る』(中原フク述　村上護編/講談社文芸文庫)の中で、フク氏は、「中也は働いたことが一度もないような人生だったけれど、私がお金を出して『山羊の歌』を出版させて本当に良かった」と語っています。

中也は体を壊し、帰省を決めて、死ぬ前に四行詩を遺しました。

「おまへはもう静かな部屋に帰るがよい。
煥発《かんぱつ》する都会の夜々の燈火を後《あと》に、
おまへはもう、郊外の道を辿《たど》るがよい。
そして心の呟《つぶや》きを、ゆっくりと聴くがよい。」

たくさん恋して、たくさん飲んで、たくさん傷ついて、生前は大した評価も得ずに逝った、濃くて短い詩人の人生は圧巻でした。

・《愛媛県松山市・伊丹十三記念館（享年六十四歳）》

伊丹十三記念館では、十三の名に因んで、彼の仕事を十三に分けて展示しています。

商業デザイナー、イラストレーター、俳優、エッセイスト、ＴＶマン、雑誌編集長、と興味のおもむくままに、さまざまな分野で多彩な才能を発揮した天才の集大成。たった一人の才能の博物館です。

宮本信子という最愛の人が、彼の軌跡を後世に残すために威信を懸けてがんばっているのがここで見られます。

カフェでは、伊丹が好きだったシャンパンも飲めて、かなりオシャレな記念館です。
しかし子供時代からの絵や文がよくぞここまで残っているものです。そして彼のすべての仕事は、映画監督になるための道に繋がっていました。
「死ぬなら楽に死ぬ。苦しむなら治る。どっちかにしてもらいたい。苦しんだ上に死ぬなんて理屈にあわぬ」(伊丹十三の言葉)
そう、そう、そのとおりだと喝采したいくらい、なんと人間的な言葉でしょうか。

・《**青森県三沢市・三沢市寺山修司記念館**(享年四十七歳)》
三沢の駅からタクシーで往復七千円もかかるという辺鄙《へんぴ》な場所に「三沢市寺

山修司記念館」はあります。所蔵品は、母・はつ氏より三沢市に寄贈された遺品。

この記念館の仕掛けはとてもユニークです。

館内に置かれた全部で十一の机の引き出しを開けると、その中に寺山修二の偉業が〝展示〟されており、見学者はそれらを懐中電灯で照らしながら見ていくのです。一つの机に引き出しが四つずつ。合計四十四の引き出しを覗き見ることで、寺山修二の世界観を知ることができます。

寺山には、『テーブルの上の荒野』という詩集がありますが、テーブル、あるいは机は、寺山の想像力を掻き立てる特別な言葉であり存在だったのでしょう。

そんな寺山の想いに沿った展示。

詩、短歌、俳句、写真、映画、演劇、スポーツ……多彩な才能は、引き出しの中で静かに眠っていました。

ここで知ったのが、絶筆となったエッセイ『墓場まで何マイル?』。そのエッセイの最後を寺山修司はこう締めくくっていました。

「私は肝硬変で死ぬだろう。そのことだけは、はっきりしている。だが、だからと言って墓は建てて欲しくない。私の墓は、私のことばであれば、充分。『あらゆる男は、命をもらった死である。もらった命に名誉を与えること。それだけが、男にとって宿命と名づけられる』(ウイリアム・サローヤン)」

(『週刊読売』昭和五十八年一月五日付)

こういうところに来ると、(私はいったい何を成し得たのか。何もできないで終わる「カス」みたいな人生だ）……こう落胆しつつも、ファイトをもらえます。

まだ生きている。まだ何かできる。そして来世もきっとある――。

偉人の人生が作品として
〝展示〟されている記念館は、
自分という作品の
まとめ方を教えてくれる。

こちらが明るいと相手も明るく

東日本大震災のとき、連日テレビの公共広告で流されたことで、たぶん日本でいちばん有名な詩になったのが、金子みすゞの『こだまでしょうか』。

＊

「遊ぼう」っていうと／「遊ぼう」っていう。
「ばか」っていうと／「ばか」っていう。
「もう遊ばない」っていうと／「遊ばない」っていう。……略。

＊

相手と自分。自分がどう発信するかで、相手の受信も決まります。治らない病気だということを近しい人から順に話していきましたが、私がいつも明るく話すので相手は驚くけれど、涙するようなことには一度もなりませんでした。

感情のやりとりとは「こだま」なのです。逝く人も、残る人も、悲しいと思うと、相手もどんどん悲しくなる。辛いと思えば自分も相手もどんどん辛くなる。不幸だと思えばそうなっていき、この中にも幸せを見つけたと言えばそうなっていく。これが「こだま」ということです。

悲観的にではなく楽観的に死を伝えたい。幸福な死でありたい。

私は、まわりの人たちに努めて明るく接しながら、ずっとそう思っていました。

健康な人が考える「死の美学」は「あきらめない」こと。私はそれには共感も賛同もしません。あきらめて、開き直ってこそ、真の強さが出るのだと思います。

「死ぬその日まで、生きることをあきらめないでがんばる」ではなく、「死ぬその日まで、あきらめながらも楽しく明るく生きる」でありたいのです。

自分が明るいと、
相手が明るくなる。
そして自分ももっと
明るくなれる。

宗教に惹かれる気持ちはどこかにある

死ぬ前に、欲しいものはあるか？

考えてみましたが、見渡す限り思いつきません。最後に乗り換えたいクルマもないし、海外旅行も体が心配なので打ち止めでいい。国内旅行で行っておきたい場所が数ヶ所残っているのですが、これもどうでもいい。最後に旧《ふる》いスマホを買い替えたいくらい？　もはや欲望はあまりありません。

物はもう足りていますが、精神的な充足はさらにあればあってもいいかもしれない、と思います。

・相談相手。これは個々に適役の友人がいればよい。そしてプロの枠としては、ライフコーチがいるから安心。もちろん出会いがあればまだいてもいい。

・占い。ナンセンスと思われるかもしれませんが、私はこの占いという道案内が好きです。みてもらっている占い師は、星占い、タロット、易学、仏教的なものと幅広く知っていて私にアドバイスをくれます。

さて他にもうないか――私の場合、「宗教枠」が、まだ抜けているコマでした。

もちろんお付き合いをしている寺の僧侶はいますが、それは檀家としてのお付き合いで、お盆や法事などの社会的行事での宗教的な関わり合いです。知り合い過ぎて、今さら懺悔したり、悩みを相談したりできる相手にはなりません。

宗教。世界中のどの民族でも、特に死ぬ前には必要とします。私にも必要かもしれない……。

仕事関係で三十年来の友人女性に私の病気の話を告白していたときでした。彼女は驚いたような顔をして話を聞いていましたが、こう切り出しました。

「小林君、再婚をしたほうがいいよ。最後に一人じゃ寂しいよ。それと、私が信仰している宗教があるんだけれど、そこに行かない？　きっと何かが啓けるから」

彼女は結婚と宗教、この二つの話を同時に言いました。結婚も宗教も、今まで私に話したことはない人でした。結婚なんて個人の勝手だし、きっと私を誘っても新興宗教なんて入らないだろうし、と思っていたのでしょうが、告白話に驚いて「素」になって、どうにかしてあげたいと焦って、どうしていいかとうろたえて、思わず出た本音の言葉が、「結婚」と「宗教」だったのでしょう。

再婚はともかく、「新興宗教なんて……」と、もちろん思いましたが、一度彼女の言うことを素直に聞いてみてもいい。死ぬ前に、大げさにいえば「帰依する」というか、頼りにしたいような、そういう気持ちはありました。

奇跡が起こるとは思いませんが、信仰というかたち、信じるという気持ち、手を合わせるという行為、こういうものを欲しているかといえば、そうかもしれません。彼女はすぐに日程を調整し、その新興宗教へ私を連れて行きました。

私は、大人数を一堂に見ると、その方たちの放つ雰囲気でどういう人なのかが分かります（と、思っています）。連れて行かれた宗教団体の、人々が放つ匂いを嗅いだら、好い人としか思えません。街を歩いている人より好い人の匂い（街には悪い人も混ざっているからか）。恐れていたカルト臭を感じませんでした。

そしてモニターに映る教祖も、まったくカリスマ性のない普通の人で、グル臭とか、醸し出す〝イッチャッタ感〟がない。これも信用ができました。教祖は、

「このバッチが見えると誤解されます。そのときは上着の中に付けましょう」

などと言って笑いを誘っていました。教団もいじめられ傷ついているのです。入信の費用は、入会金二百円、月会費が二百円の半年分で合計千四百円だけ。驚くほど安い。そのあとの費用も、カウンセリングが千円。各種祈祷が五百円。

私は「ご縁だから見るだけ、嫌ならすぐ帰ってこよう」、そういうつもりでおそるおそる出かけたのですが、紹介者も、雰囲気も、費用も、教祖も、私に

は断る理由が何も見つかりません。そして私は自分でも驚いたことに、この新興宗教に入信しました。

それからは、彼女から時折電話があって、時間が合えばいっしょに行っています。

気持ちがいいのは読経中に眠ることです。徳の高い何千人の人々が一斉に声を揃えてお経をあげる中で眠るのは、そうとうな癒しです。

教祖の講話も、仏教の話はだいたい「我を捨てて人のための道を選ぶ」という教えですから、とても賛同しやすいものでした。カウンセリングも修行を積んだ方のお話ですから、興味深くて面白い。

私の病気は、医学的にはまず治らないし、自分ではあきらめていて、奇跡が起こるとも思えませんが、誘った友人は、かなり真剣に私を生かしたいと思ってくれています。彼女は今まで教団で、そういう奇跡の体験をいくつも見てきているので、若干の自信もあるようです。

「信じる人は救われるのよ」と彼女は言います。言われれば、そんな気もしてきます。きっと深い信仰に目覚めることはないと思いますが、死に頃になると、「祈る」という行為をしたくなるのだと、自分を分析しています。

宗教は、「杖、いる？」と聞かれて
「一応もらっておこうか」
というのに似ている。
要らない気もするが、
あってもいい。

葬儀にはもっとホスピタリティが欲しい

「死」を前向きに考えたり、積極的に明るく語ったりしてはならない。むやみに触ってもならない。こういう触れてはいけない「死のタブー」が、我が国では葬儀までを不親切なままにしているようです。

たとえばお通夜と告別式。あんなに不合理なものはないのだけれど、改革の旗手も出ず、そのまま放置されています。

以前から私は、旧来のお通夜と告別式はとてもおかしいと思っているので、死ぬことになって私が改めて気づいた日本の葬儀の「ヘン」を書いておきたいと思います。

・今は、大半の弔問客がお通夜に参列する傾向がありますが、メインは、あくまでも翌日の告別式です。ここで弔辞があり「その方の人生や人となり」が語られますが、大半の弔問客はお通夜に参列済みなので、故人をよく知る親族だけが弔辞を聞いています。故人も、誉めてくれるなら大勢の前で誉めて欲しいでしょうに、聞いてもらいたい弔問客は聞かず、ほとんど意味がありません。

・葬儀の参加は、「我が家のときに来てもらったから返す」。これが主体です。お通夜では、祭壇前に並び焼香を済ませ、テントでお清めをし、ベルトコンベアよろしく流れ作業を済ませて帰ります。お通夜はじつに機械的で形式的な作業です。

・親戚以外の人々は焼香だけで帰るので、葬祭場の椅子に誰も座っていなかったりします。これは閑散としてみっともない。打ち合わせで数の調整をしたほうがいい。

・故人が幾つで亡くなったくらいは、葬儀のお知らせに「享年○歳」とあって分かりますが、何で亡くなったのか、どういう人だったのかは謎のまま。何も知らせないまま。友人の親の葬儀などで故人と面識がない場合、弔問客は何も知らずに手を合わせることになります。

故人とのお別れが主旨です。葬祭業者は、故人が「どう生きたか」を伝える努力をしていただきたいと思います。

・すべては葬祭業者のペースで進められます。

司会者の悲しみのトーク（故人と面識もない業者のスタッフが悲しいわけがありません）、私はあれが嫌いです。このもろもろのわざとらしいパッケージを改革しようとする人はいません。

・お通夜も告別式も、きっと本人の望むかたちでもなく、遺族の望むものでもないでしょう。しかし、オリジナリティのある葬式を望んだり、注文を付けたりするのは不謹慎というのが通例で、遺族も「死を触るのはタブー」だからと、準備もないままに一気に葬祭業者主体で一連の儀式は終わります。

・そして何故か、見積もりよりも追加の請求項目が多くなり、その価格に正当性があるかどうかも分からないまま支払いを済ませ、終了。

〝生涯一回の一過性で、完結型〟。ここで何かを反省したり、学習したりはしません。無味乾燥で、まったくホスピタリティという面での改善がありません。

亡くなった方は、どういう病気で、幾つで亡くなったか、どういう功績があったのか、このくらいは伝えるべきです。こういう情報は「ご会葬礼状」に入れ込めます。

亡くなってから、お通夜まではだいたい三日はあります。三日あれば、「遺影・略歴・人となり・死に至るまでの経緯」などをまとめ、印刷するくらいはできるので、弔問客全員に配布することができるはずです。

私は、両親のときも、お手伝いをした親戚のときも、故人の生涯を分かりやすく紹介した「ご会葬礼状」の用意をしました。これは、死と前向きに取り組み、「やろう！」と先手で段取りさえすれば、お通夜までに間に合うのに、なかなかそうはなりません。

参考までに《私好みの葬儀》を記しますと――。

・戒名は、生前に住職といっしょに決め、自分の考えを反映していただきます。

・私が入院してしまい、「形見分け」できないときは、私が生きているうちに差し上げてください。遺品になってしまうと、やや気持ち悪いと感じます。

・いただいた生花の代金分で大きなフラワーアレンジメントの祭壇をつくり、献花した方の名前をまとめて貼る今風のやり方は嫌いです。誰にいただいたかが分かることが重要で、弔問客も、自分の出した生花と名札がいっしょにそこにないとがっかりします。いただいた生花は、そのまま名札ごと祭壇に並べてください。

・「遺影」の写真は、自分で用意して指定しておきます。

・「ご会葬礼状」は自分で書いておきます。

・「ご会葬返礼品」は、葬祭業者に任せず自分で考えて用意しておきます。
・弔問客用の傷害保険は不要。行き帰りにケガをしても遺族に請求はきません。
・弔問客はお通夜に集中するので、弔辞はお通夜にいただく工夫を考えておきます。
・葬祭業者に司会は頼まず、こちらで友人にやってもらいます。
・食べ物が目的ではないので、お清めの食事もごく普通でいいです。
・家族も疲れているので、葬祭場に泊まって遺体に付き添わなくていいです。
・霊柩車は、白木の祭壇型ではなく、普通の黒塗り車を発注してください。
・出棺時は、盛大な拍手で見送ってもらいたい。死は不幸ではないからです。
・火葬場のランクは最上級で。ここをケチると寂しいので。
・火葬場から戻ってからの初七日法要の席に、祭壇の生花はもう要りません。

たった一度きりなのだから、
自分らしい、
心のこもった葬儀を考えてみる。

遺影を人生最高の一枚にする

人の葬式に行くと、おそらく数十年前の結婚式の集合写真から切り抜いたに違いない……そんなものが遺影に使われているようなことがまだあります。

「こんなのしか、なかったのか？」というような写真です。

死んだ本人も、看取った家族も、葬式に遺影が必要だと分かっていたのに、準備をいっさいしなかったということです。

死にまつわるものにはこういうことがじつに多い。

死は忌み嫌うもの、避けて通るもの、用意もしてはいけないもの。要するに

「縁起でもない」ので、うっちゃっておくわけです。

〝そろそろかな〟と感じていても「おばあちゃん、葬式に使う写真、今のうちに撮っておく？」とはなかなか言い出せません。

そして死が目前になると、ましてやそんなことは口が裂けても言えませんし、もはや撮り頃のきれいなときは過ぎています。本当は、少し老けていい味が出た頃に、遺影用の写真を撮ると良いのだと思います。

父や母の葬儀で、私がいちばん大事にしたのが「遺影」でした。

私は、両親それぞれがいちばんいい年齢のときに、きちんと「遺影用の写真を撮ろう」と誘い、老人を撮るのが上手いプロカメラマンに、枯れてきたいい時期の最高の一枚を撮ってもらいました。お年寄りを撮り慣れたそのカメラマンが、「ちょうどいい時期ですね」と言ったことを覚えています。父も母も、七十二歳のときでした。

弔問客は、故人との最後のお別れのために葬儀にみえます。

お別れは、「遺影」を見つめながら捧げられます。

そして葬儀のあとも、仏壇の中で末代まで「遺影」が永遠になるのです。

ならばこの写真は〝故人の全人格が表れる最高の一枚〟でなくてはなりません。

「とてもきれいな人だった」とか、「りりしい方だった」という在りし日の姿が、遺影とともにいつまでも深く人々の心に残ります。

さて、いいように老年の枯れた味が出て遺影の撮り頃（？）を迎える前に、残念ながら私は自分の遺影が必要になりました。

幸い、私が講演をしているときの様子を撮ってくれた方がいて、自然に話しているカットの中で、「自分らしいな」と気に入った顔があるので、ひとまずこれを第一候補にしようと思っています。他にもっといいのが出てくれば差し替えるということで。気がかりな遺影の準備については、ひとまず安心、といったところです。

最後のお別れの際に、
最高の表情で
弔問客を迎えたいものです。

自分の葬儀マニュアルを遺した父

私の父は、生きているうちに自分自身の「葬儀の段取り」をマニュアルにして遺した人でした。手書きのそのマニュアルには、死んだあとのすべての作業が記されていて、六十六頁もありました。

私たち家族は、この父の遺言に、できるだけ忠実に葬儀を行いました。

手前味噌ながら、父がつくったマニュアルの「終わりに」が何とも素敵な文章だったので、ここに記してご紹介します。

「死んでから立派な告別式をやってもらえば、
死んだ人にその心は通じると思います。
（しかし本当のところは分かりません）
生きている時にこそ、告別式など立派にやれたら、
どんなに幸福であろうと思います。
（しかし生きている時に告別式はできません）
以上の理由で、私は私なりに生きている今、
私の死後の告別式などのやり方を組み立て、設定してみました。
私は私なりに告別式の模様を夢みながらまとめてみました。
家族にはこの通りにやってもらいたいと思います。
私は自分が組み立てた告別式を夢見ながら、あの世に行こうと思います。

平成七年七月七日　七十七歳の誕生日に」

「告別式を夢見ながら、あの世に行こう」という前向きさと明るさが良い。ユーモアもあって、さすが父です。私もできるところは真似したいと思っています。

自分がこの世を旅立つ
最期の瞬間のイメージを、
前もって描いておくと、
死が楽しみになる。

最後の入院は個室を選ぶ

検査入院や、薬の投与にトライする治療入院などを繰り返していて、病院生活について感じたことがあります。

私はまだ元気ですが、同じ病室には寝たきりに近い方もいます。そういう方々を見て思いましたが、最期のときは、「個室」にすべきだと思います。差額ベッド代も一週間くらいのことでしょう。このくらいの費用ならば用意しておけます。

・悪くなると見舞い客が増えます。孫たちでも来ようものなら患者もがんばり、孫も元気付けようとがんばる。だから声が大きくなって、やや迷惑。個室のほうが心置きなくお別れができると思います。

・悪くなると家族が泊まります。隣に配慮してひっそりしていますが、最後はたっぷり話がしたいのではないでしょうか。末期の人は体調の乱高下もあり、昼夜の感覚も乏しいようです。話せるタイミングになったら、夜中でも何でもしっかり心ゆくまで話させてあげたいと思います。

・そして、やはりオシメの取替えやオマルの使用は臭います。

・末期になると真夜中でも体調が急変します。大病院だと、よくぞ夜中にこれだけの医師と看護師が、というほど駆けつけます。新しい機器が入り、患者は苦しいと言う。騒然とする中、他の入院患者まで動揺してしまいます。

・まだ同室で亡くなった方はいませんが、そのときの騒乱を想像はできます。

臨終、その後の処理や打ち合わせ、寝ているどころではない騒ぎだと思います。そして明日は我が身なのだから入院患者には辛いはずです。

……などの理由から、「個室なんてもったいない」と思わずに、最期はまわりに気兼ねなく、まわりを気兼ねさせることなく、逝くべきだと思います。

周囲に気兼ねなく
最期を迎えられる場所を選ぶ。

死を待つ時間は〝手持ち無沙汰〟がないように

『死の瞬間』（毛利孝一著／菁柿堂新書）という死のバイブルになっている名著があり、そこに死んでいく人々の最期の事例がたくさん紹介されていました。その中で特に印象に残ったエピソードがありました。

「末期が近づき、家族に囲まれる中で、もう長くはないおばあさんがこう言った。

『最期にウィスキーが呑みたい』。みんなが止めたのだけれど、『私の人生、私の勝手だ』と譲らず、用意させて呑んだという。続いて『タバコを吸いたい』

と言い、家族は仕方なくこれも用意し、吸ってから亡くなったという。

しかしこのおばあさん、じつはアルコールもタバコもやらない人だった。つまり、死に際にジョークをやってみせて、家族に特別な思い出をつくったのです」

何だか、豪快で、愉快で、とても好い。

この話を読んで決めたことがあります。

私はタバコを止めていて、本当は今でも吸いたいと思っていますが、病気にいいはずがないので我慢しています。しかし、「いざ死ぬための最後の入院」のとき、かまわず最後の一本を吸ってから入院しようと思っています。

もはや「体に悪いから」も意味がありません。

美味しくなく、苦しくて吸い込めないと思いますが、「最期は我慢しない」

と自分で決めているから、今、我慢ができるのです。

ストイックだけでは解決しない。どこかで自分を許しておいたほうがいいのだと思います。

ある本に、人生をやりきって清々しく逝った人のことが書いてありました。

「社長だった彼は、毎週、入院していた病室で経営会議を開き、ベストを尽くして会社をコンパクトで堅牢なものにすると完全引退。あとは死ぬまで好きなクラシックを聴きながら、何の迷いも、ためらいもなく、死にきって見せた」のだといいます。

病院の他の患者を見ても、末期を語る本を読んでも、死ぬのを待つ時間はそうとう長く、やることがなさそうです。死を待つ時間はとても長いから、最後の長い時間に何をするか？　これを周到に用意したいと思います。

あんまり手持ち無沙汰だと、悩む時間が生まれ、滅入ってしまいます。「死の準備教育」では、「最後の時間の使い方」を最優先に教えるべきではないでしょうか。

ちなみに、私は最後の時間の過ごし方を、次のように決めました。

・旅行に行った思い出の写真は愛用のデジカメの中にある。これを日がな一日眺めて過ごしたい。

・読みたいと思いながら、まだ読んでいない『徳川家康』全二十六巻（山岡荘八著／講談社文庫）も読破するつもり。

・見逃したテレビドラマをアーカイブスで〝通し〟で観るのもいい。

・死にゆく気持ちを短歌に詠んで「我が大往生・百選」を編みたい。
・やがてそういう体力もなくなったら、ずっとモーツァルトを聴いていたい。
そのために高級ヘッドホンを買っておくつもり。
モーツァルトのアルファ波に癒されて過ごし、夢の中なのか、あの世なのか分からない瞑想に浸りたい……。

大事なのは事前の段取りです。自分が選んで作った未来計画なら、それはむしろ楽しみになります。周到な段取りが死の恐怖を凌駕するのです。

最期の瞬間まで、
楽しみを用意しておけば、
死の恐怖を凌駕できる。

サムライの死生観に学ぶことは多い

武士たちが高潔に情熱的に生きられたのは、自分の死生観を持っていたから。命の尊さを知り、我が命をどう使うか、役立てるかを熟慮し、胆力があったからです。武士道の聖典といわれる『葉隠《はがくれ》』の中にはこうあります。

「武士道といふは死ぬことと見つけたり」

武士はいつも刀を放さず、忠義を重んじ、死に対する腹が据わっていました。

ところが現代人は、何でも金の力や人脈で解決し、特に男は、介護に協力して看取った経験もほとんどなく、わがままで、自然の摂理を感じない社会の中にいる。だから「イザ」となると、否定し、うろたえ、だらしなくなってしまうのです。

また、武士にとって短歌を詠むのは当時、当たり前の教養でした。死ぬと決まってから詠む「辞世の句」と、死ぬと決まる前から前もって準備しておくものがあり、急死した場合は前もって詠まれた句が「辞世の句」として使われました。いつも死をそばに用意しておくという「死生観」。もはや到達した揺るぎない死の覚悟がいつもそばにあったのです。

日本人のダンディズムとして、これは継承したいものです。

こういうことを教えるのも「死の準備教育」に入ります。

「東風吹かばにほひおこせよ梅の花　主なしとて春を忘るな」（菅原道真）

「風さそう花よりもなお我はまた　春の名残を如何にとやせん」（浅野内匠頭）

平安時代に花といえば「梅」。江戸時代は「桜」。

二つの歌とも無念の気持ちを詠んだもの。これらの歌で、彼らは歴史に名を刻みました。このような歌があるのとないのとでは、歴史上の存在感がまったく違ったはずです。ここには判官びいきの美学もあります。これもカッコいい。

「往く道は精進にして、忍びて終わり、悔いなし」

俳優・高倉健が亡くなり、広く知られることになった彼の座右の銘です。

（辛いことがあっても、それは精進である。自分を高めるために必要なことなのだ。それを我慢したまま、たとえそれで終わることがあっても、自分の向上にとっては確実にためになっているのだから悔いはない）――と、そういう意味です。

大無量寿経というお経の歎佛偈《たんぶつげ》の中に出てくる言葉で、比叡山延暦寺の僧侶、酒井雄哉氏から高倉健がいただいた言葉だそうです。しかし、こういう銘を、生き方の芯に選び、亡くなったらスッと出してくる。これが何ともカッコいい。

かつての日本人のダンディズム、日本人の死生観は「カッコいい」が基本にありました。私たちもカッコいいということを最優先して、どう死ぬかを考えるべきではないのか。私はここにこれからの「死」を見つめる上での大きなヒントがあると思います。

辞世の句になるような、
座右の銘を選んでおけば、
この世を去ってからも
人の記憶に留まる。

もうゴールまでは一本道だから迷いもない

「登りたい山を決める。これで人生の半分が決まる」

あの日本で一、二を争う資産家、ソフトバンク・孫正義の言葉です。

偉大な彼の視点は「生きる時間」にあります。

しかしこれだけでは人生は半分。登山も、頂上に立ってまだ半分です。下りきって初めて成功となるのです。

「登りたい山を決める。これで人生前半の半分が決まる。

山の下り方を決める。これで人生後半の半分が決まる」

孫正義の言葉に、私が勝手にあとの言葉を付けました。

「生」と、「死に逝くとき」と、「死」。この三つで人生は構成されています。

うまく登ったら、うまく下りて、ゴールを切らなければなりません。

しかし人は、「どう生きるか」を考えますが、「死ぬこと」は、ほとんど考えません。

考えていないから、慌てて動揺し、あきらめきれずに準備不足のまま逝くことになるケースが多くなるのです。

・ラテン語で、「メメント・モリ」という言葉があります。これは「死を忘れるな」という意味。生きる上で死をいつも思うのは、とても大切だという教えです。

・英語でも、Man lives freely only by his readiness to die.

「死ぬ覚悟があってのみ人は自由に生きられる」という言葉があります。

・日本語の、「辞世の句」という美しき慣習を、いつのまにか捨ててしまった日本人ですが、刀を持つように、死生観を隣り合わせで持つほうが、生を活かすことができると思います。

明日、病気の告知を受けるかもしれません。

明日、事故死や突然死をするかもしれません。

明日以降に、人は一〇〇パーセント死にます。

生きる望みがある病気だとしても、死が確定した病気だったとしても、病気を見つけた瞬間が山の頂上です。

ここで人生を大転換させて下山に入ります。

残り時間を計算して、これから先はうまく下りることを考える。死というゴールまで人生の「有終の美」をどうまとめあげるか、その演出を考えなければなりません。

今までの考え方をリセットし、死の準備を開始します。これは「背水の陣」になりますから、思い切ったこともアリです。

「八方塞がり」ではありませんが、一方しか道はないので迷いもない。もちろん名実ともに「不退転」です。

企業経営者が好きそうな言葉が並びますが、今までのように、上辺の言葉ではなく本物です。満足のいく人生を仕上げることに集中すればいいのです。

黒澤明監督の映画『生きる』で、志村喬が演じた市民課長のように、何かを見つけて、人生の仕上げに〝生きてきた証〟を遺したいと、奮起するのも素敵です。

知り合いだったジャズシンガー、アンリ菅野の告別式に参列した際、出棺のときに司会者がこう言いました。

「アンリはジャズシンガーでした。いつもステージで拍手に支えられて生きてきました。彼女の人生の幕引きは、皆様の力いっぱいの拍手で見送りたいと思います。皆様、お手元のカバンを地面に置いていただけますか。今までいちばん大きな拍手をお願いします。『ありがとう、アンリィ！』」

霊柩車のクラクションが同時に鳴り、我々参列者は、これが告別式かと思うくらいの拍手で見送りました。

拍手をしながらみんな泣いていましたが、それは悲しみの涙ではなく、感謝と万感の想いの涙。とてもカッコ良かった。人の葬式でカッコいいと思うことはあまりありませんが、このときはしびれました。

葬儀で、亡くなったその人らしい積極的な演出があったときに、故人がさらに良い思い出になって心に刻まれるのだと思います。

葬式という最後においてもやはり「攻め」が肝心です。

病気を見つけた瞬間が山の頂上。
今までの考え方をリセットして
下山に入る。
人生をどううまく下りるか、
その演出を考えなければ
ならない。

老化や死こそが究極の進化

「死は人生の終焉ではなく、生涯の完成である」

十六世紀の神学者、マルティン・ルターの言葉です。

あの世というと、この世の対極、そう三途の川の向こうにあるというふうに思いがちですが、人の死は、その生涯を完結させた後、この世に、生の延長線上に存在し、思い出としてみんなの横に在り続けます。人は生きているときに自分の物語をつくり、死んでも、その物語の中で思い出となり生き続けていけるのです。

人間、ギリギリに追いつめられると、それが快感になり活路が拓けるようです。マラソンで限界になると、ランナーズハイの感覚に襲われ、苦痛を快感に変えるエンドルフィンが出てきて快感になる。これと同じで、寿命が限界を迎え、臨終のときも、脳内麻薬エンドルフィンが出て、苦しくないといいます。

病の告知を受けた当初、精神の限界の中で私は、軽いパニック障害に陥り、何とか光明を見出そうと潜在意識に働きかけてがんばってみました。

そして私は、どんな脳内麻薬に助けられたのかは分かりませんが、絶望しかないはずの「死」に、新しい解釈と希望を見出せました。

「死ぬことを　忘れていても　みんな死に」

という川柳があります。「生」と「死に向かう時間」と「死」で構成されている人生。上手に登って、上手に下りて、ゴールに辿りつかないとならないのに、死ぬ意識や準備を人は避けています。

「いつまでも　生きている気の　顔ばかり」

これまた川柳です。人生はたった一回だけ。生まれ落ちた瞬間から進化をします。進化とは決して後には戻らないこと。老化や死こそが究極の進化です。

生きることには、義務教育をはじめ、さまざまな準備教育があります。

死ぬことにも、さまざまな情報を教えなければならないのに、何もない。どう覚悟して死ねばいいかを誰も教えてくれず、知り得た人は戻って来ません。誰もが初めてで、独学でやるしかないのです。うまく気持ちが定まらないと、死にたくないとあがきながら、無念の気持ちで死んでいくことになります。

死にたくはありませんが、みんな死にます。ならば、この人生のゴールは、楽しみに変えたほうがいいと私は思うのです。

中村勘三郎が亡くなり四十九日が経って、勘三郎から親しい人に〝感謝のご挨拶〟の送信メールがあったそうです。勘三郎自身が、死ぬ前に仕掛けておいたらしい。ものすごくお茶目です！「さすがに稀代の名優！」、十八代目はやることが違います。苦しみの死の床の中で、よくこういうことを思いついたものです。

人生を下山することが決まったら、ゴールにこのくらいの演出は仕掛けたいものと、私も大いに発奮させていただきました。

私も自分の葬儀に、とっておきを仕掛けよう。とっておきの遺影を選び、自分らしいご会葬礼状を考え、自分仕様のご会葬記念品を支度する。

でも、これは誰でもいろいろ考えて、用意できることです。

もっと心躍る何かを準備したい！

私の理想は、大ファンのアーティストからの献花が祭壇に並んでいること。これはどれほど嬉しいでしょう。弔問客だって「この大物と知り合いだったの！」と驚く。想像しただけでワクワクします。期待してください。

人生という山の登頂記念のゴールに、自分で花束の段取りをする。このくらいやらないと「生涯の完結」が面白くなりません。みんながびっくりするようなサプライズな仕掛けを、私はせっせと考えて、さっさと用意しつつあります。

人生に感謝し、最後まで生を積極的に楽しむ。これが「逝く力」の基本です。

死は人生の終焉ではなく、
生涯の完成。
生きているときに
自分の物語をつくり、
死んでもその物語の中で
生き続ける。

おわりに

死の捉え方は、三者三様、十人十色、百様百態、千差万別です。

本書はあくまでも私の場合の「死の覚悟のつくり方」です。病気の有無や症状などによっても、各自それは異なると思います。

今、我が人生を振り返ると、脱線続きの波乱の人生のわりには、今世で大きな過ちを犯すこともなく、つつがなく送れましたことに感謝をしています。

死の告知があったので、きちんと死の準備ができたことは大変な幸運でした。

長く生きないのも、偲んでくれる方がたくさんいますから悪くはありません。

「死ぬにはまだ早すぎる」と、惜しまれつつ逝くのは、死ぬ当事者にとっては、みんなに大事にされ、寂しくもなく、とても華やかなことです。高齢でやることがなくなり、鬱になり、辛い寝たきりになり、認知症になり、知り合いがみんな死んでからでは、悲しむ人もおらず、寂しいものです。

サムエル・ウルマンは「青春とは人生のある期間ではなく、心の持ち方である」と言っています。だから、これからの私の心を、「来世に懸ける青春」としました。生まれたからには人は死にます。大事なのは「生きた証」を遺し、納得し感謝し、元気に逝く、そして「次に生まれる来世を夢見ること」です。

・生も死も、「受け身」ではなく「攻め」「挑戦」でありたいと思います。

・寿命とは、自分が使える時間のすべて。最後まで楽しく使いきりましょう。

・遺族も友人も、悲しむより「ありがとう」の感謝のほうが故人は喜びます。

当事者がギリギリまで生と死について考えた本書をお読みいただいて、死が少しでも怖くなくなったなら幸いです。そして、どの方にも〝人生を有意義に積極的にまとめる力〟を、ぜひ持っていただきたいと切望します。

人は、人生で一度だけ死ぬチャンスがあります。悔いなく閉じましょう。

文庫版あとがき

治療法も確立されておらず特効薬もない難病の「間質性肺炎」に冒されていると、医師から告げられたのは、二〇一四年七月十八日のこと。

そのとき覚悟した余命は約二年半でしたが、私の命はまだ長らえていて、あれから四年を迎えようとしています。この病気は長く持っても五年とのことですから、残り時間はそう多くはなさそうです。

事実、体のほうは徐々に弱ってきており、二〇一六年の六月からは、呼吸器を使用する生活を送っています。

外出時も、携帯用酸素ボンベを三本ほど専用のキャリーバッグに入れて、それを引っ張りながら移動。酸素ボンベは一本あたり一時間半から二時間くらいしか持たないため、放出量の加減調節も大切で、何よりも三本もまとまると重いのなんの。体力がなくなっている身には本当に大変な労苦です。

それでも、死の宣告を受けて恐怖と闘ったあとに〝逝く力〟を達観した私は、ただひたすらゴールまでの道を悔いなく精一杯歩いて行くのみです。

全国あちこちからご依頼をいただいた講演会も、これまでに五十回ほどを数えたでしょうか。いずれも講演のタイトルはずばり「あの世へ逝く力」。伝えたいのは、死には〝準備〟が必要だということ。死から目を背けて生きていてはいけないということ。準備や覚悟が徹底していれば、楽に楽しく逝けます。それを伝えるのが私の最後の仕事だと思っています。

死ぬとは。それは確かに、自分にも家族にも大変なことです。用意周到で、両親や親戚の死をたくさん看取った私でも「死ぬのは本人も家族も大変だ」とつくづく思いますが、これは日本人の宗教観や死生観が、諸外国よりも「死」を重く見ていて、大事に考えすぎているからかもしれません。たとえば、誤解を恐れずに言わせていただければ、「たかが一人死ぬ」のにこんなに手厚く終末医療をしなくてもいいのにと、私などは正直思います。「シンプルに死ぬということ」。

このテーマを浸透させるには医療行政も、宗教観も、社会の常識も、もっと成熟しないとならず、まだまだ時間がかかるのかもしれません。

私はせいぜい入退院を繰り返しながら、現場から思うことを書く程度のことしかできませんが、誰かが問題提起をしなければ何も始まらないと思うのです。

「オプジーボ」というガンの特効薬とも呼べる薬が出来ました。薬代だけで一人一年間で三千五百万円かかるという薬。三年で一億円超えです。医療費の税金負担がとんでもないことになるので、さすがに問題になり、量も多く出るようになったことから、薬代は減額されましたが、それでも凄い金額です。日本の借金はますます膨らみ、借金は未来の子どもたちに押し付けられていきます。

しかも、まだこの薬は適用されるガンの種類も限られており、誰にでも効くものではなく、何年間、投与し続ければ治るのかは分からずに使われています。

もちろん、ガン撲滅に近づくこうした薬の開発は喜ぶべきことです。けれど、百歳過ぎの人でも薬の使用を希望する人がいると聞くと、百歳過ぎて健康になっても、どんな社会貢献ができるのか？　と、憚《はばか》りながら思ってしまいます。

もっと自然の営みのままに。

なんでもかんでも延命治療や薬漬けの医療を正義とするのではなく、この考えから脱却して、自然死などの「もっとシンプルな死に方」も考えないといけないと思います。

ところで、私は昨年の十一月に、自分で自分の「誕生日会」を開いたことを、ここに記しておきます。

六十三歳。おそらく最後になるであろう誕生日のタイミングで、まだ歩けて話せる元気なうちに、親しい友人・知人たちと、心の底からゆっくりと談笑したいと思ったのです。いわば「誕生日会という名のお別れ会」です。

私が死んだら、きっと彼らはお通夜や告別式に来てくれることでしょう。弔辞の数々もいただけるでしょう。しかし、それを私は聞くことはできないのです。だから、「お前、あのとき、よくもあんなことしてくれたな」なんて悪態をついてもいいから、直に顔を見ながら、肩をたたき合いながら尽きぬ話をしたいと思ったのでした。

「生前葬」というのは、そもそも「格上」の人にこそふさわしいものですし、そんなものを堅苦しくやったところで、おそらくは自分の前で私を誉めるスピーチが続きますから、居心地は悪いし、趣味がいい企画とは思えません。葬儀屋の友人が言っていましたが、日本の慣例に「生前葬」はなじまないという見解。その通りだと思います。

そこで思いついたのが、〝誕生日にかこつけて、みんなの顔を見る会〟の開催でした。

たとえば「平安の仏像展」を博物館ではなく、それぞれのお寺に巡行して鑑賞すると二十年かかったりしますが、展覧会で一堂に集めてあれば二時間で見られます。病人にはこういう効率性がとても助かります。

とはいえ実際、友人・知人を所属団体別に分けてみると、「青年会議所」「ロータリークラブ」「選挙の後援会」「経済団体」「業界団体」「大学の同窓会」などなど、けっこうな数に。思案した挙句、結局、四回に分けてお誕生会をやることにしました。まったくどこかの人気スターの公演のよう（？）になってしまいましたが、どの回も、大満足の幸せな時間を私は持つことができました。

左は、会の発起人を担ってくれた友人たちによる、集合呼びかけの「ご案内文」です。

《敬愛する小林さんは、難病になっても、まったく病気を感じさせないほど元気にご活躍ですが、余命の中での大切な時間です。今、小林さんの生きている足取りをしっかり見ておきたい、彼の覚悟を感じておきたいと、私たちは思っております。さて、ご案内のような日程で、楽しい小林さんの誕生会を催させていただく運びになりました。お時間のご都合が付けば、ぜひご出席を賜りたくご案内申し上げます。小林さんは「逝くための準備」を前向きにしていらっしゃいますが、これは「死ぬ死ぬ詐欺」でいっこうにかまわないと私たちは思っています。一日でも長く健康で明るく生き抜いていただきたいと心より願っております。》

——こうした別れの仕方もあるということを、読者の方に知っていただけたら幸いです。ひとつのご参考になればと思い、お伝えしました。

ちなみに、誕生日ケーキは不要です。だって、せっかく燃え盛っているローソクの炎の命をフッと吹いて絶つのは、しのびないですから、ね。

最後にあたり、現在の心境を〝詩のようなもの〟に託して綴ってみました。

いまの私の素直な気持ちです。

＊

人生春夏秋冬

人は春から始まります。

大好きな両親がいて、その愛で幸せでした。

思い出は感謝ばかりですが、恩返ししたくても今はいません。

家族になれて良かった。どうもありがとうございます。

そして夏になりました。
多感な青春時代。初めてのことばかり。失敗もしました。
汗だくで、しょっぱくて、すっぱくて、余裕もなく必死な時間でした。
この挫折が自分を作ってくれました。懐かしい時間です。

季節は秋を迎えて。
人生が少し分かって、仕事も分かって、欠点も長所も分かって、
出来ないことが分かって、役に立つことも分かって……、
人生の収穫期でした。自分、お疲れ様でした。

今は最後の冬です。
冬は初めてで寒いけど新鮮です。心ひとつで暖かくも出来ます。
ここでたった一度の私の一生も完結です。
大成功にして終《しま》います。ちょっと先におやすみなさい。

平成三〇年四月　　小林玖仁男

この作品は二〇一六年三月小社より刊行されたものです。

幻冬舎文庫

●好評既刊
おかげさまで生きる
矢作直樹

やがて訪れる肉体の死の前に、今世の経験から学び、「おかげさま」の姿勢で自分の生を全うする。東大病院救急部のトップとして、たどりついた「人はなぜ生きるのか」の答えとは。

●好評既刊
置かれた場所で咲きなさい
渡辺和子

置かれたところこそが、今のあなたの居場所。自らが咲く努力を忘れてはなりません。どうしても咲けないときは根を下へ下へと伸ばしましょう。心迷うすべての人へ向けた、国民的ベストセラー。

●好評既刊
面倒だから、しよう
渡辺和子

小さなことこそ、心をこめて、ていねいに。この世に雑用はない。用を雑にしたときに、雑用は生まれる。〝置かれた場所で咲く〟ために、実践できる心のあり方、考え方。ベストセラー第2弾。

●好評既刊
天才
石原慎太郎

高等小学校卒ながら類まれな金銭感覚と人心掌握術を武器に、総理大臣にまで伸し上がった田中角栄。その金権政治を批判する急先鋒だった著者が万感の思いを込めて描く希代の政治家の生涯。

●好評既刊
新しい道徳
「いいことをすると気持ちがいい」のはなぜか
北野　武

日本人にとって、「道徳」とは何か？　この問いに答えられる親や教師がいないんじゃないか。まず最初に大人たちが、真面目に考えた方がいい。〝天才・たけし〟の比類なき新・道徳論。

あの世《よ》へ逝《い》く力《ちから》

小林《こばやし》玖《く》仁《に》男《お》

平成30年4月10日　初版発行

発行人——石原正康
編集人——袖山満一子
発行所——株式会社幻冬舎
〒151-0051東京都渋谷区千駄ヶ谷4-9-7
電話　03(5411)6222(営業)
　　　03(5411)6211(編集)
振替00120-8-767643
印刷・製本—株式会社　光邦
装丁者——高橋雅之

幻冬舎文庫

ISBN978-4-344-42741-9　C0195　心-12-1

幻冬舎ホームページアドレス　http://www.gentosha.co.jp/
この本に関するご意見・ご感想をメールでお寄せいただく場合は、
comment@gentosha.co.jpまで。